INSTITUTIONS

D'HIPPOCRATE,

OU EXPOSÉ PHILOSOPHIQUE

DES PRINCIPES TRADITIONNELS DE LA MÉDECINE,

Suivi d'un Résumé historique du Naturisme, du Vitalisme et de l'Organicisme, et d'un Essai sur la Constitution de la Médecine,

Par le Dr T.-C.-E.-Ed. AUBER, Chevalier de la Légion d'honneur.

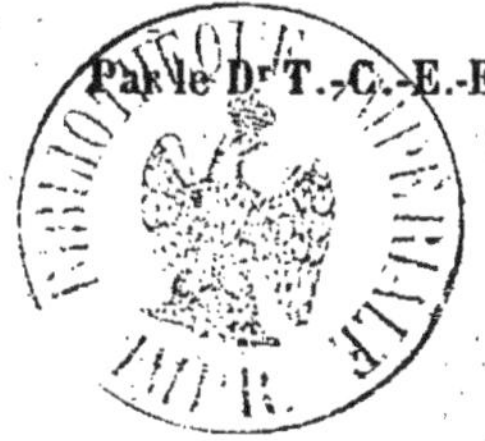

« Un chêne antique s'élève : l'œil en voit de loin les feuillages ; il approche, il en voit la tige, mais il n'en aperçoit pas les racines... il faut creuser la terre pour les trouver. »

(MONTESQUIEU.)

BIBLIOGRAPHIE.

RÉSUMÉ, ANALYSE, APPRÉCIATIONS ET CRITIQUE ;

Par M. le Dr A. GAUSSAIL,

Professeur à l'Ecole de Médecine de Toulouse.

TOULOUSE,

IMPRIMERIE DOULADOURE,

ROUGET FRÈRES ET DELAHAUT, SUCCESSEURS,

rue Saint-Rome, 39.

1865.

Extrait du Journal de Médecine, Chirurgie et Pharmacie de Toulouse.

INSTITUTIONS
D'HIPPOCRATE,

OU EXPOSÉ PHILOSOPHIQUE

DES PRINCIPES TRADITIONNELS DE LA MÉDECINE.

§ Ier

Toute Science vraie s'affirme par ses *institutions*, et mieux encore par leur pérennité ; depuis plus de vingt siècles la Médecine, Science et Art tout ensemble, possède ses institutions : de ces deux faits incontestables il est aisé de déduire la conclusion logique.

La jeune génération médicale se demandera, peut-être, quel est le sens réel de ce vocable suranné ; la réponse se trouvant au frontispice du livre dont nous allons nous occuper, nous n'avons qu'à la résumer. Les institutions de la médecine correspondent aux *traités* de pathologie générale souvent publiés sous ce titre dans les temps écoulés ; disons mieux, elles ne sont que des traités sur cette branche importante de la Science, mais des traités largement conçus, méthodiquement coordonnés, complétement exposés.

Pour l'école positiviste moderne, la pathologie générale n'existe pas... encore ; les faits particuliers ne sont pas assez nombreux ; ils n'ont pas été *jusqu'ici* assez rigoureusement observés pour permettre de la constituer ; l'analyse doit toujours précéder la synthèse, etc., etc.

La pathologie générale n'existe pas ! Je m'abuse grandement, ou bien cette étrange assertion implique la nécessité de livrer aux flammes les écrits d'Hippocrate, de Galien, de Fernel, de Baillou, de Sydenham, de Baglivi, de Zimmerman, de Boërhaave, d'Hufeland et de bien d'autres, que Requin désigne si judicieusement par la dénomination d'*Institutionistes*. Sur quels principes s'appuient donc les cliniciens positivistes ? M'est avis qu'avec le numérisme, la statistique, le microscope, et l'hystologie en plus, ces principes ne diffèrent pas essentiellement de ceux qui dirigent les praticiens instruits, expérimentés, mais assez sages pour ne point aspirer à un positivisme impossible, problématique ou complétement stérile au point de vue du diagnostic, et surtout de la thérapeutique.

Les faits particuliers ne sont pas suffisants par leur nombre; ils n'ont été *jusqu'ici* ni assez rigoureusement observés, ni assez exactement décrits. On est autorisé à s'inscrire en faux contre le premier chef de cette allégation; quant au second, par suite des difficultés de la science et de ses applications, aussi bien que pour d'autres motifs que nous n'avons pas à exposer ici, il a existé et il existera dans tous les temps des observateurs consciencieux et complets, et des observateurs incomplets ou inexacts; d'où il suit, qu'il s'agit de choisir et d'apprécier les faits plutôt que de les compter. En admettant que le positivisme moderne soit représenté par le chiffre 10, il est présumable que, dans un temps plus ou moins rapproché, ce chiffre s'élèvera à 50. Qu'adviendra-t-il alors ? La science sera encombrée de faits, et la généralisation, jusqu'ici impossible par défaut, le deviendra plus encore par cette richesse exubérante. Mais acceptons qu'il n'en sera pas ainsi, que le rigorisme et les exigences des positivistes seront amplement satisfaits. Les principes fondamentaux de la science et de l'art seront-ils plus nettement établis, plus féconds, plus légitimement acceptables ? Il est permis d'en douter; il serait même facile de transformer, dès à présent, ce doute en certitude; mais ce serait donner trop d'extension à cette entrée en matière ; ce serait aussi empiéter sur la mission que s'est imposée M. Ed. Auber.

L'observation et l'analyse doivent toujours précéder la synthèse. Nous l'avons fait entrevoir déjà, la synthèse médicale n'a pas attendu l'époque actuelle pour se produire ; elle n'est pas un incohérent assemblage de conceptions *fantaisistes*, mais bien une déduction *expérimentale* et *rationnelle* des faits ; elle est donc méthodiquement instituée et elle suffit aux besoins de la science et de la pratique. Quant à la nécessité absolue et constante de l'observation et de l'analyse, il convient d'établir une distinction. Un fait nouveau, ou passé inaperçu, fixe l'attention du Médecin : qu'il soit afférent à l'étiologie, à la symptomatologie, à la séméiologie, à la thérapeutique, ce fait sera sans valeur s'il reste isolé, s'il n'est pas maintes fois constaté. En d'autres termes, le praticien ne doit généraliser qu'après avoir été dûment autorisé à le faire. Mais il n'en est pas de même pour l'homme de l'art qui a charge d'enseignement ; il lui faut exposer l'inventaire de la science, et il doit dès lors procéder des faits généraux aux faits particuliers ; c'est Boërhaave qui l'a dit : *Docenti autem, procedendum est à generalibus ad singularia quæque, dùm inventa explicat*. Que serait, en effet, l'enseignement de la pathologie commençant par la description de la méningite tuberculeuse ou de la fièvre typhoïde ; que seraient des leçons sur l'une ou l'autre de ces affections, et dont le premier paragraphe aurait pour objet la description des lésions anatomiques ? Des mots, des mots encore, mais des mots d'une infécondité radicale.

Après ce préliminaire, dont la raison d'être ne saurait être contestée, abordons la tâche que nous avons acceptée ; mais déclarons-le avant tout : par la nature même du sujet, par la multiplicité des faits qui, s'enchaînant successivement les uns aux autres, finissent par se rassembler pour former un seul faisceau, la nouvelle publication de M. Auber échappe presque invinciblement à l'analyse ; elle est de celles qu'il faut lire et méditer ; aussi, dans l'impossibilité de mieux faire, c'est cette vérité que nous essaierons de faire pénétrer dans l'esprit du lecteur. Des aperçus sommaires, quelques traits caractéristiques, des citations textuelles, que nous ne multiplierons pas assez au gré de nos désirs, enfin, une appréciation d'ensemble, tels sont les principaux éléments que nous invoquerons à notre aide pour atteindre ce but.

§ II.

PRÉFACE ; — AVANT-PROPOS.

La *Préface* porte cette épigraphe : *Omnia instaurare in Hippocrate.* Elle commence ainsi :

« Le nom d'Hippocrate est aussi illustre devant l'histoire » que celui des hommes les plus illustres, Vingt siècles n'ont » fait que rehausser sa gloire ; elle s'étend, tous les jours en» core, d'un pôle du monde à l'autre, portée par la santé, » portée par la douleur, ces deux éloquentes et saisissantes » expressions de la vie. » S'appuyant ensuite sur ses convictions renforcées par une citation empruntée à Bordeu, l'auteur établit que très-peu de Médecins lisent Hippocrate, tout en l'invoquant néanmoins ; et que parmi ceux qui le lisent, il en est peu qui le comprennent. La preuve suit de près l'assertion ; il la puise dans les discours *à perte de vue et à perte de sens* de certains orateurs de l'Académie de médecine de Paris, « Sisyphes d'un nouveau genre, qui s'enflent, se travail» lent à l'envi et agitent éternellement l'inexorable question » du vitalisme sans jamais la résoudre, tant il faut de science » délicate pour saisir dans toute sa valeur l'esprit et l'ordon» nance de ce thème sublime. »

En présence de ces faits, M. Auber a compris l'opportunité d'exposer dans un ordre logique les dogmes de la doctrine d'Hippocrate ; et cela, non-seulement pour montrer la chaîne qui les unit dans la série des siècles, mais encore dans le but final « de les ramener à l'unité de principes, et de faire voir » dans cette unité la source philosophique de la science et de » l'art, et de ranimer ainsi l'esprit des saines croyances. »

C'est qu'en effet, comme il le dit et comme il le prouve, « beaucoup de Médecins n'ont plus aujourd'hui, en médecine, » ni foi, ni loi, ni principe, et que les hommes les plus con- » sidérables n'échappent pas à cette défaillance de la cons- » cience. »

M. Auber soumet son œuvre à la méditation des Médecins et des personnes quelque peu versées dans la culture des sciences. Revenant, plus loin, sur cette seconde destination, il semble redouter que les *stoïciens de notre ordre* lui reprochent d'initier les gens du monde aux vérités de la science.

Malgré les motifs invoqués pour légitimer cette initiation, je ne saurais accepter la manière de voir de l'auteur. Je lui demanderai donc tout d'abord s'il s'attend à trouver chez les *personnes quelque peu versées* dans la littérature scientifique, cette *science délicate*, condition expresse pour comprendre le *thème sublime* écrit par le Père de la Médecine, sous la dictée de la nature? Rassurez-vous, lui dirai-je ensuite; malgré les oppositions, les dissidences, les sarcasmes, qui dissimulent bien souvent des adhésions tacites, les bases sur lesquelles reposent les principes de la médecine traditionnelle resteront debout et inébranlables. Rassurez-vous, puisque vous pouvez, à juste titre, réclamer la part considérable par vous apportée à l'affermissement de l'édifice pendant une vie de labeurs et de luttes. Rassurez-vous, car si les défaillances de la conscience et de la foi médicales sont nombreuses et d'autant plus affligeantes qu'elles émanent de plus haut, il s'en faut que la *déroute* soit *complète*, comme vous l'avez écrit sans doute dans un semi-paroxysme de découragement. Rassurez-vous enfin, le cataclysme, que vous signalez comme imminent, ne se réalisera pas, par la raison bien simple qu'il est irréalisable.

Cette assurance est une de mes convictions; c'est pourquoi je vous la transmets, bien-aimé Confrère; toutefois, elle ne concerne que la médecine-science : je serais heureux de vous la transmettre au même titre à l'endroit de la médecine, envisagée comme profession; mais, hélas! *Fingit se medicum quisquis*..... En aucun temps cette vérité n'a pris autant d'extension que de nos jours. Or, en présence des interventions prétentieuses des gens du monde et du vulgaire dans le domaine de la médecine pratique, je gémis, je m'indigne, et je deviens, sans m'en douter, un *stoïcien de notre ordre.* En conséquence, je conclus ainsi : quel que soit le rang que les profanes occupent dans la hiérarchie sociale ou intellectuelle, abstenons-nous avec le plus grand soin de leur prêter des armes dont ils seront toujours heureux et fiers de se servir à notre détriment.

« ..... Avant de rien entreprendre, dit l'auteur, nous avons » voulu chercher encore par quelle déplorable subversion » d'idées, par quelle étrange aberration du sens commun les » Médecins de notre époque en sont arrivés à connaître si peu » et si mal la doctrine d'Hippocrate, et à délaisser cette source » vive où les plus anciennes générations ont puisé l'esprit » d'observation qui a fait leur gloire et qu'elles nous ont libé» ralement légué. » Il *pourrait* en trouver la cause dans certaines lacunes de l'enseignement; pourtant il passe outre, et se contente de signaler les mille difficultés qui surgissent de la nature même des sources à consulter : adultérations des textes, transpositions, interpolations, etc.

Nous reconnaissons avec l'auteur qu'il faut un courage bien trempé pour entreprendre de surmonter ces difficultés; aussi le félicitons-nous bien sincèrement de ce qu'après avoir retrempé son courage au souffle toujours vivant de l'enseignement de ses maîtres, il n'a pas reculé devant sa tâche laborieuse; nous n'en regrettons pas moins qu'il se soit contenté du *futur conditionnel* à l'égard des lacunes de l'enseignement. Expliquons et légitimons ce regret :

La Faculté de médecine de Paris a eu *jadis* un enseignement de l'histoire de la médecine. De nos jours encore, cet enseignement a existé en fait. M. Andral avait compris que l'histoire de la science devait entrer dans le cadre de la pathologie générale. La faveur marquée avec laquelle furent accueillies les leçons que le savant professeur continua pendant deux ou trois semestres, devait, ce semble, faire comprendre à l'éminent fonctionnaire qui avait en ses mains les destinées de l'instruction publique, la nécessité d'instituer officiellement une chaire d'histoire de la médecine ; chaire que des voix autorisées réclamaient d'ailleurs de toute part ; il n'en fut rien. Le moment du repos était venu pour M. Andral ; sa parole éloquente et féconde ne se fit plus entendre, et, quelques années plus tard, alors qu'il fut question d'agrandir le cadre des cours de la Faculté, en vue de la constituer en un corps enseignant *prototype*, deux chaires nouvelles furent créées ; l'une pour la *médecine comparée*, l'autre pour l'*hystologie*. Ce thème, développé comme sait le faire M. Auber, lui aurait permis, c'est du moins ma pensée, de découvrir et de dévoiler la *cause prochaine* de l'état anormal qui lui a fait prendre la résolution d'écrire le *livre des Institutions*.

Dans une note écrite pendant l'impression de l'ouvrage, et qui a dû être portée presque à la fin (page 407), notre confrère considère comme des indices de modifications avantageuses le cours d'histoire de la médecine récemment inauguré par M. Bouchut, et la création plus récente encore d'une chaire d'histoire de la médecine au Collége de France. Mais, ajoute-t-il, ni M. Bouchut, ni M. Daremberg n'ont reçu la mission d'enseigner exclusivement la *doctrine d'Hippocrate* ; dès lors, tandis que l'histoire de la médecine *est partout*, *la philosophie de la médecine n'est nulle part* ; il aurait dû ajouter : si ce n'est dans les écrits d'Hippocrate lui-même, de ses traducteurs, de ses commentateurs, de ses continuateurs.

Ici, contrairement à ce que nous constations naguère, le *futur* ou le *futur conditionnel* devait remplacer le *présent de l'indicatif* ; il *pourra* ou il *pourrait* se faire, en effet, que l'enseignement de l'histoire de la médecine fût défectueux au point de vue spécifié ; mais c'est affaire aux autorités compétentes, pour le choix des aspirants, ainsi que pour la rédaction du programme de cet enseignement.

Encore une remarque ; elle ne sera que l'ampliation de celles que nous avons présentées à la fin du premier paragraphe. Ce n'est point par les étages intermédiaires, moins encore par l'étage supérieur, que l'on commence la construction d'un édifice; tout enseignement doit être considéré comme un édifice intellectuel à construire; il est donc de toute improbabilité qu'un cours d'histoire de la médecine, ne soit point commencé par les fondements. Ainsi, M. Andral, qui n'était nullement astreint à un programme, a embrassé dans son enseignement les deux périodes les plus importantes de l'histoire de la science et de l'art, périodes représentées par Hippocrate et par Galien.

A ce propos, nous aurions vivement désiré connaître l'appréciation de M. Auber sur la valeur philosophique des leçons précitées; même désir à l'égard des chaires de *philosophie* et d'*histoire* de la médecine, dont plusieurs Universités étrangères sont pourvues depuis longtemps.

Le plan et la méthode adoptés sont on ne peut plus rationnellement conçus; il en est de même des procédés employés pour la coordination des immenses matériaux qu'il s'agissait de mettre en œuvre. L'auteur a revu tous ses *classiques* grecs, latins et français; il a pris ensuite pour base d'*opérations* la traduction de Gardeil, qui *est toujours la plus fidèlement empreinte du texte grec original*. Cela fait, il a impitoyablement biffé tout ce qui lui a paru obscur, diffus, *superficiel*; il s'est enfin minutieusement attaché à souligner tout ce qui lui a présenté le caractère d'un principe, d'une maxime, d'un dogme.

M. Auber n'avait pas à dire ici ce qu'a été Gardeil; mais on aurait le droit de nous blâmer, si nous ne profitions pas de l'occasion qui s'offre tout naturellement, de revendiquer pour notre cité, cette modeste gloire scientifique et littéraire (1).

Dans l'avant-propos, l'auteur établit les divisions que présente le *livre des Institutions*; il énonce l'esprit, la destination, la portée et le but de chacune d'elles, enfin, il fait de

---

(1) Gardeil (Jean-Baptiste), né à Toulouse, en 1726, d'une famille honorée du capitoulat, membre de l'Académie des Sciences, Inscriptions et Belles-Lettres de Toulouse, a été d'abord professeur en médecine, puis de mathétiques en l'Université de cette ville; il était aussi associé de l'Académie royale des Sciences de Paris. (*Biogr. toulousaine*).

même pour le *résumé* du *naturisme* et pour l'*essai* sur la *constitution de la médecine*, travaux qui lui appartiennent en propre et qui sont le digne complément de l'œuvre précédente.

M. Auber appelle sur son travail la critique *éclairée des hommes instruits et habitués aux luttes courtoises du langage*; mais il repousse avec la même indépendance la critique *tracassière* et *creuse* des hommes *superficiels* ou *malintentionnés*. Il répudie notamment une critique dont il indique la source: il la répudie, non parce qu'il en a subi les atteintes, mais parce qu'elle est *agressive* et *fiévreuse*; parce qu'au lieu d'*éclairer elle éclabousse*, parce qu'elle *ne se possède pas*, et que dès lors on ne saurait ni *la prendre au sérieux*, *ni l'écouter*. « Mais, cette réserve faite, dit-il en terminant, advienne à son » jour, à son heure, et avec toutes ses rigueurs, la critique » impartiale et loyale, nous l'accueillerons comme un bienfait, » nous la saluerons comme un honneur. »

§ III.

INTRODUCTION.

L'introduction aux *Institutions* contient une Notice historique et critique sur les œuvres d'Hippocrate; elle est complétée par des considérations sur la méthode philosophique et sur la doctrine de cet illustre maître.

« Que de splendeurs, que de controverses ardentes, dans » ces mots si simples : *Œuvres d'Hippocrate!* Que d'enseignements dans ces *cahiers* qui ont fait cent fois le tour du » monde, qui sont encore aujourd'hui la gloire des deux hémisphères, et constituent, pour ainsi dire, la voix accumulée de l'antiquité médicale! »

Après cette appréciation, maintes fois reproduite dans le cours de la Notice, sous des formes ou à des aspects divers, M. Auber, remontant à l'origine primordiale de ces œuvres fameuses et vénérées, les présente comme des *Sommes médicales*, écrites par les Asclépiades, colligées par leurs successeurs, répandues par leurs descendants et vulgarisées par

Hippocrate. Il établit que ces *Sommes* se composent de *soixante traités* décelant la coopération de plusieurs personnes, mais pouvant être considérées comme le tableau encyclopédique de la médecine traditionnelle.

Viennent ensuite une première énumération de ces traités, puis une seconde se rattachant aux écrits authentiques du père de la Médecine; puis une troisième (p. 7), puis enfin une quatrième qui n'est que la classification de Foës.

Cette manière de procéder devait nécessairement entraîner des répétitions dont nous n'avons pu saisir l'opportunité. Heureusement, pour faciliter ses recherches et ses études, notre confrère s'est tracé un plan irréprochable à notre avis; le voici succinctement résumé.

Les œuvres d'Hippocrate sont divisées en *douze sections*, comprenant : 1° la philosophie médicale; 2° l'anatomie; 3° la physiologie; 4° la doctrine médicale; 5° les aphorismes; 6° la pathologie générale ou histoire naturelle des maladies; 7° la pathologie spéciale; 8° l'hygiène; 9° la diététique et la thérapeutique; 10° la métaphysique; 11° la chirurgie; 12° les mélanges. Il va sans dire qu'à chacune de ces sections se trouvent énoncés les *traités* afférents au titre ou aux titres qui servent à la désigner.

Indépendamment des développements principaux, on rencontre fréquemment d'autres développements que, relativement nous nommerons *accessoires*, bien qu'ils aient leur intérêt au point de vue de l'histoire, de la philologie et de la critique, de la bibliographie et de la biographie.

Enfin, ici comme dans la préface et dans l'avant-propos, l'auteur s'attache à formuler la *caractéristique* du livre des Institutions.

Dans la deuxième partie de la *notice*, les œuvres principales d'Hippocrate sont reprises une à une et deviennent l'objet d'une appréciation plus ou moins détaillée, selon l'importance du *traité* dont il est question.

Ainsi, les *traités* des humeurs, des crises et des jours critiques, des Coaques, des prédictions, des pronostics, des maladies, de l'épilepsie, des vents, de la diète salubre, de l'usage des liquides, des affections et des affections internes; les *livres* des épidémies, du régime, et des aphorismes, ont fourni à l'auteur des considérations tantôt détaillées et entremêlées de dogmes ou de sentences, tantôt plus laconiques, mais non moins significatives : c'est à ces dernières que M. Auber a eu recours pour apprécier les autres écrits moins importants. En définitive, pour l'une comme pour l'autre de ces catégories, il s'agit encore d'une *caractéristique* se gravant dans la mémoire et faisant penser et réfléchir.

Puisqu'à notre grand regret, nous devons nous borner à une énonciation généralisée; complétons-la, du moins, en ajoutant que les pages consacrées à ces appréciations sont fécondes en enseignements pratiques. Fournissons-en une preuve intentionnellement choisie parmi bien d'autres, en nous arrêtant avec l'auteur, au 38me aphorisme d'Hippocrate (sect. 6); il est ainsi conçu :

« Quibus *cancri occulti* fiunt, *eos non curare* melius est.
» *Curati* enim citò pereunt, *non curati verò, longius tempus*
» *perdurant.* »

Les termes soulignés de cette sentence ont donné lieu à des interprétations divergentes. On s'est d'abord demandé ce qu'il fallait entendre par *cancer occulte*, et l'on a pensé qu'il s'agissait du squirrhe encore recouvert par la peau saine. Contrairement à cette opinion, feu le Dr Ducasse, après avoir sérieusement étudié la question, a démontré que par ces termes *cancer occulte*, Hippocrate a voulu désigner la *diathèse cancéreuse* (1).

La version de Gardeil, dont M. Auber s'est servi pour la reproduction de l'aphorisme, est muette sur ce premier point. On trouve dans l'ouvrage de Léveillé des arguments qui, à travers quelques indécisions, confirment l'interprétation de Ducasse, adoptée aussi par Chaussier (2).

(1) Quelques mots sur le cancer, *Journal de Méd. et de Chirurgie* de Toulouse; 1837, tom. I, page 1.

(2) Hippocrate interprété par lui-même, pag. 377, 378.

D'autre part, quelle est l'acception de ces termes : *non curare, curati, non curati?* Voici *in extenso* la traduction de Gardeil : « dans les cancers occultes, il est bon de *ne donner* » *aucun remède* ; si on les *traite avec des médicaments*, on » meurt plus tôt; on peut, au contraire, vivre longtemps en » n'y appliquant pas de remède. »

Et d'abord, le verbe *curare* ne me paraît pas être le synonime exact de *medicare ;* en second lieu, il n'a pas été expérimentalement démontré que la ciguë, l'aconit, l'iode, etc., aient hâté la mort des malades atteints de cancer.

Dans le travail précité, Ducasse entend par *curare*, *l'ablation* de la tumeur cancéreuse, et il confirme sa manière de voir par deux faits cliniques on ne peut plus démonstratifs. Léveillé dit nettement que, *dans ces cas, il ne faut pas compter sur le succès d'une extirpation*, dont les résultats efficaces ne sont rien moins que douteux. Il dit, plus loin, que les cancers occultes sont susceptibles d'être attaqués par le *fer tranchant ;* mais il signale la facilité, la promptitude, la violence avec lesquelles ces cancers récidivent.

En résumé, d'après la version de Gardeil, la sentence hippocratique est en désaccord avec les faits de l'observation. Interprétée comme l'ont fait Léveillé, Chaussier et l'ancien directeur de notre Ecole de médecine, elle reste comme une vérité pratique de la plus haute importance.

Au reste, notre savant confrère semble l'avoir comprise ainsi, puisqu'il fait suivre la version de Gardeil de cette remarque ; « Avis donc à tous, et particulièrement aux Chirur» giens tranchants. »

Passons rapidement sur la métaphysique d'Hippocrate; elle est défectueuse sous bien des rapports. Cependant, l'auteur établit qu'elle ne se mêle à la médecine que pour l'éclairer et jamais pour l'absorber.

M. Auber a donné des *œuvres chirurgicales* d'Hippocrate une appréciation générale qui peut être ainsi résumée : œuvres très-remarquables eu égard au temps où elles ont paru; — elles ne sont guère consultées de nos jours que par curiosité ; — elles fourmillent pourtant d'aperçus ingénieux, d'idées originales et de procédés opératoires repris et rajeunis par les Chirurgiens modernes, qui les ont souvent présentés comme nouveaux et inventés par eux.

Cette appréciation était déjà écrite lorsque notre confrère eut connaissance d'un travail de M. Pétrequin sur les *Médecins de l'antiquité* ; travail remarquable et justement remarqué, dans lequel une part ample et féconde a été faite à la chirurgie d'Hippocrate. M. Auber n'a pas cru pouvoir mieux faire, pour compléter son appréciation, que de reproduire quelques fragments du Mémoire du savant praticien de Lyon. C'est assez dire que les pages consacrées à cette reproduction méritent au plus haut degré de fixer l'attention des Chirurgiens, alors surtout que l'exposé et les appréciations de M. Pétrequin se trouvent confirmées par une autorité compétente, celle de M. Littré.

En condensant les développements exposés dans la troisième partie de l'introduction, nous arrivons aux résultats suivants :

« La vraie méthode est celle qui, laissant de coté l'essence
» des choses, s'attache *exclusivement* à observer les phéno-
» mènes des maladies. »

Au premier abord, cette proposition pourrait être considérée comme une hérésie scientifique ; mais les préceptes formulés sur l'ordre dans lequel les phénomènes vitaux doivent être étudiés et interprétés au lit du malade ; l'idée large et complète attachée par Hippocrate au mot *observation* ; la constatation de ce fait, qu'il existe des choses salutaires et des choses nuisibles à la santé, et qui implique l'existence d'une hygiène, d'une nosologie et d'une thérapeutique naturelles ; la division des symptômes en deux ordres distincts, savoir : ceux qui se lient étroitement à l'organisme affecté, et les symptômes complétement inhérents à l'état de l'organisme se soulevant contre toute cause morbifique, et comme conséquence, l'énonciation des deux parts à faire en tout état morbide celle du mal ou de l'affection, celle du soulèvement ou de la réaction ; enfin, les dogmes *natura sanat*, *medicus curat morbos*; *consensus unus*, *conspiratio una*, *consentientia omnia*, dogmes judicieusement interprétés et appréciés par notre auteur, tels sont les éléments qui légitiment la proposition, et lui impriment l'irrécusable cachet de la vérité.

« La Nature n'est pas, pour Hippocrate, le principe d'essence » divine qui vit en nous, libre et conscient, l'âme humaine » en un mot; elle en diffère essentiellement, et il ne faut point » la confondre avec elle.

» L'homme est composé : 1° d'un corps ou agrégat matériel » (*liquide et solide*); 2° d'une force animatrice; 3° d'un prin» cipe pensant et conservateur, c'est-à-dire, d'une âme. — » La force animatrice agit d'après les lois d'une connaissance » infuse. — La force psychique est une force supérieure ex» clusivement propre à l'homme, n'agissant qu'après avoir » appris, réfléchi et délibéré.

» Les éléments qui composent l'univers se retrouvent dans » le corps de l'homme. — Ces éléments sont enchaînés par » une force unitaire, la *force vitale* qui, en les réunissant, » forme l'agrégat matériel (*organisme*, *corps*). — Par la soli» darité des organes, toutes les fonctions se subordonnent, et » de leurs mouvements ou de leurs actes résulte le concert de » la vie. »

« Les solides proviennent des liquides, et de l'action que » les liquides exercent sur les solides résultent les principaux » phénomènes de la vie. — L'état égal ou inégal des liquides, » l'influence bonne ou mauvaise de leurs qualités sont les » causes déterminantes de la santé ou de la maladie. — Les » causes des maladies sont externes ou internes. »

Après ces énonciations, qu'il eût été convenable, ce me semble, de grouper dans l'ordre physiologique, puis dans l'ordre nosologique, se rangent celles qui se réfèrent à la doctrine de la *crase*, de la *coction* et des *crises*, termes vieillis, blessant peut-être le goût moderne, mais qui n'en sont pas moins significatifs en médecine pratique.

Envisagés dans leur ensemble, ces faits n'ont pu évidemment être constatés qu'à l'aide de la méthode philosophique basée sur l'observation, l'expérience et le raisonnement : nous aurons à revenir sur ce point d'une importance majeure.

Les préliminaires sur lesquels je viens d'appeler l'attention, doivent être considérés comme un vaste et fécond programme contenant en substance le *Livre des Institutions*. Plus d'un lecteur, peut-être, trouvera que je me suis trop longuement étendu sur ce premier article : s'il en est réellement ainsi, j'alléguerai cette excuse : je n'ai pas su être plus laconique, mais avec plus de raison j'invoquerai le motif précité, puisqu'il me permettra de me restreindre dans le prochain article, je puis même ajouter d'avance que le sujet m'en fera une nécessité inéluctable.

§ IV.

INSTITUTIONS D'HIPPOCRATE.

Le livre des Institutions est divisé en quatre parties, comprenant chacune quatre chapitres.

Il importe de ne pas perdre de vue qu'il s'agit uniquement ici du texte hippocratique réduit à sa plus substantielle expression, sans interprétations, sans commentaires, et qui pourtant n'occupe pas moins de 250 pages. On comprend dès lors, que pour cette division de l'ouvrage, nous devrons forcément recourir à des énoncés sommaires. Nous ne chercherons pas à dissimuler l'aridité et l'insuffisance de cette bibliographie *à vol d'oiseau;* nous tâcherons seulement de la féconder ou de la compléter par des aperçus ou des remarques succinctes, qui, reportés à la fin des chapitres, auront pour but de signaler à l'attention quelques-uns des faits les plus importants consignés dans chacune de ces divisions.

PREMIÈRE PARTIE.

Principes généraux de la Science et de l'Art.

CHAPITRE Ier. — *Dissertation philosophique sur la médecine.*

Philosophie médicale; bases de l'observation et de l'expérience; procédé de l'entendement dans la recherche et la généralisation de la vérité; logique médicale (1).

Il y a trente ans environ, un professeur de l'école de Paris a écrit dans un journal de l'époque : « On ne *progresse* pas en *retournant* vers Cos ou vers Pergame. Au point de vue grammatical, ce jeu de mots est peut-être une vérité que je m'abstiens de qualifier; au point de vue médical, il n'est qu'une flagrante erreur. Hippocrate a puisé dans son génie la méthode expérimentale et rationnelle dont Bacon n'a été que le vulgarisateur; c'est lui aussi qui l'a complétée en décrétant que le raisonnement doit toujours être subordonné à l'observation : voilà le fait culminant et duquel découlent tous les autres faits contenus dans ce remarquable chapitre.

Appuyée sur cette base solide, la doctrine hippocratique, en détrônant l'empirisme, a été le point de départ et l'élément fécond des progrès réalisés depuis les temps anciens jusqu'à nos jours. En effet, bien qu'on ait prétendu le contraire, elle accepte les procédés modernes d'investigation et d'exploration, à la condition toutefois qu'ils ont pour résultat de rendre l'observation clinique plus exacte, plus complète, plus féconde en déductions utiles; elle fera de même pour les perfectionnements que la marche de l'esprit humain réserve dans l'avenir à la médecine pratique.

CHAPITRE II. — *Considérations générales ou prolégomènes.*

Définition de la médecine; origine, source et certitude de la médecine; la médecine est un art; cet art prend ses leçons dans l'observation de la nature.

Les développements relatifs au régime alimentaire peuvent être ainsi résumés : le régime est une conquête de l'art

---

(1) Voir la livraison de mai dernier, dans laquelle, grâce à la bienveillance de M. Auber, ce chapitre a été imprimé *in extenso*.

dont il est aussi la base; trop de nourriture donne de la vigueur à la maladie et non aux malades. On trouve encore ici des considérations d'une haute portée sur l'origine et les sources de la médecine; sur cette science considérée comme un art et sur ses limites; sur la supériorité de l'art médical; sur les conditions requises pour devenir un bon médecin; enfin sur l'utilité des consultations.

CHAPITRE III. — *Méthodologie.*

Considérations philosophiques; avis et conseils généraux.

Des maximes afférentes à la philosophie ou à la déontologie médicales; des conseils sur la conduite que le médecin doit suivre auprès des malades, tel est en résumé le sujet de ce chapitre. Ces maximes et ces conseils sont accompagnés de développements, de comparaisons, ou d'exemples qui en font ressortir l'importance.

En méditant les *maximes*, on se trouve penétré d'un profond sentiment de la dignité professionnelle. Quant aux *conseils pratiques*, ils paraissent un peu minutieux au premier abord; mais, reflexion faite, on reconnaît qu'en s'y conformant plus strictement, les médecins ne pourraient que gagner en considération.

CHAPITRE IV. — *Vérités générales de la médecine.*

Principes; dogmes, préceptes.

Programme en trois mots; développements aussi féconds qu'étendus, voilà le bilan du chapitre qui termine la première partie des *Institutions*.

Dans l'examen de la *notice historique*, nous avons énoncé les *principes* généraux que l'on retrouve ici plus amplement exposés; aussi, n'y reviendrons-nous que pour présenter quelques rapides remarques.

Les faits relatifs à la *crase* des humeurs, à la *crudité* et à la *coction*, aux *crises* et aux *jours critiques*, constituent une seule et même doctrine souvent niée ou contestée, parfois vouée au ridicule. Le mot *crase* a fourni le mot *dyscrasie*, usité dans le langage médical moderne, et dont la signification pathogénique légitime les idées d'Hippocrate. Ces deux substantifs, *crudité* et *coction*, expriment d'une façon nette et précise les modifications que les maladies subissent dans leur évolution naturelle; l'idée qu'ils représentent se grave dans la pensée comme un exemple; elle rejaillit sur la médication à mettre en usage selon les cas; ainsi donc, ces appellations surannées ont une portée qu'on ne retrouve pas dans celles qui les ont remplacées. On s'est appuyé sur la rareté ou la non production des actes critiques pour les nier; mais il aurait fallu prouver avant tout, que les médications intempestives ne sont pas un obstacle à la manifestation de ces phénomènes salutaires. Selon l'oracle de Cos, les périodes *septenaires*, les jours impairs et les jours pairs influencent diversement la marche des maladies. Ainsi, les crises se produisent le 7me, le 14me ou le 21me jour.

Ainsi, dans les fièvres continues, les jours *impairs* sont signalés par une grande lutte entre la maladie et la santé; et si l'on purge les malades dans un de ces jours, on augmente le trouble des humeurs et la violence de la lutte, au point de provoquer des accidents graves, funestes même; tandis que les purgatifs donnés aux *jours pairs* sont efficaces.

Sur ce point comme sur bien d'antres nous n'y regardons pas de si près de nos jours. Est-ce avec raison? Alors, Hippocrate a pris pour des faits réels les mirages de son imagination fantaisiste. Est-ce à tort? Dans ce cas, c'est nous qui faisons fausse route, en dédaignant l'observation réfléchie des faits ou des détails que nous croyons infimes. Mais ces détailsdoivent faire partie de l'ensemble; ils contribuent dès lors à la réalisation de cette éminente qualité du praticien, *le tact médical*, qui devient de plus en plus rare, à mesure que se multiplient ou se perfectionnent les moyens physiques d'investigation et de constatations cliniques.

Dans la crainte d'être entraîné trop loin, même par une reproduction écourtée, je passe sous silence les *dogmes préceptes*. Ce ne sera pas cependant sans en recommander la méditation aux lecteurs, avec cette conviction qu'ils y puiseront d'utiles enseignements.

DEUXIÈME PARTIE.

Histoire naturelle des maladies ou pathologie générale.

CHAPITRE Ier. — *De la nosologie ou de la maladie en général.*

Définition de la maladie; division des maladies; pathogénésie; les semblables et les contraires; siége des maladies; maladies propres aux différents âges de la vie.

Le texte ne donne qu'une idée incomplète de la définition hippocratique de la maladie. On y trouve bien que « la maladie est l'état de l'*incommode* ou de l'*incommodité ;* » mais ce ne sont point là des définitions. On y trouve encore que « l'homme est malade quand il ne peut exercer normalement » ses fonctions naturelles et animales, et qu'il n'éprouve pas le » bien-être. » Sans doute, l'aphorisme *quæ faciunt in homine sano actiones sanas, eadem in ægro morbosas*, indique clairement que la maladie est une *fonction morbide ;* sans doute, il est fait mention du *soulèvement* ou *réaction ;* c'est quelque chose, mais ce n'est pas assez. Pour bien saisir l'esprit de cette définition, il faut combiner le texte du chapitre avec certains principes énoncés dans d'autres écrits d'Hippocrate ou dans ceux de ses commentateurs. En procédant ainsi, on arrive aux résultats suivants :

L'organisme vivant offre à considérer dans sa composition *trois éléments*, savoir : des *parties solides* faisant office de rouages; des *parties liquides* destinées à alimenter ces rouages; des forces pour les mettre en mouvement. — Ces trois éléments représentent le *principe*, les *moyens* et le *but* de la vie. Le principe, c'est *la force vitale ;* les moyens ou instruments, ce sont les *organes* ; le but, c'est la *conservation* et *la reproduction de l'être vivant*. — L'*organisme* humain doit être considéré comme un grand appareil d'assimilation, et la *vie* comme une grande *fonction*. — La vie ne s'entretient que par les stimulants extérieurs. Si ces stimulants sont *normaux*, *hygiéniques*, la vie est à l'état de *santé ;* s'ils sont *anormaux*, la vie est à l'état de *maladie*. — La *santé* et la *maladie* sont deux aspects, deux formes, deux manifestations de la vie; la maladie n'est qu'une *fonction morbide*, et elle est ainsi définie :

« Une *réaction* de la vie, un *effort* de la nature contre une » cause quelconque de trouble opérée dans le but éloigné de » la conservation de l'individu. »

Cette définition serait irréprochable si elle n'était pas trop généralisée : il faut le reconnaître pourtant, elle a une valeur et une signification incontestables, et il faut en tenir compte.

Il est bien vrai que, dans toute maladie, il s'opère une *réaction vitale* qui a pour *instrument* soit l'organisme entier, soit un ou plusieurs organes; mais il ne l'est pas également que cette *réaction* ait *constamment* pour but la conservation de l'individu par l'élimination d'un agent morbifique, car *tous* les agents morbifiques ne sont pas matériels et par conséquent susceptibles d'élimination.

Ce que l'on peut établir à cet égard, c'est que le plus souvent, dans les maladies, il y a une tendance plus ou moins manifestée de la part des *instruments de la vie* à revenir à leur type normal; mais que, dans d'autres cas, il y a tendance à la désorganisation la plus complète.

La définition de Reil, basée sur les principes de la doctrine hippocratique, fait néanmoins abstraction du *but intentionnel* de la force vitale; il en est de même de la définition plus récente de M. Gendrin; aussi, et pour ce motif, ces deux définitions me paraissent plus légitimement acceptables.

Résumons quelques-unes des considérations qui font suite à celles que nous venons d'exposer : — Toutes les maladies sont identiques par leur nature; elles diffèrent seulement par leur siége. — Il faut distinguer les maladies qui tiennent à un défaut ou à un vice de forces, de celles qui tiennent à une *lésion des organes*. — Les maladies sont appropriées au tempérament des individus; les changements de saison jouent un rôle important dans la production des maladies. — Mentionnons les considérations sur la *pathogénésie*; elles seront lues avec un intérêt particulier.

CHAPITRE II. — *Etiologie ou causes des maladies.*

Considérations générales ; source ou origine des maladies ; causes externes et causes internes des maladies ; étude des humeurs et de leurs affinités réciproques.

Les causes des maladies s'accumulent dans l'économie avant de se manifester par leurs effets. Hippocrate a remarqué ce qui se passe, dans ces cas, avant que le principe des maladies surmonte celui de la santé, et comment on peut faire reprendre le dessus à celui-ci. Il s'agit, en un mot, ici, de *l'imminence* morbide si exactement décrite et appréciée par feu le docteur Double.

Les causes des maladies sont externes ou internes — Le séjour prolongé des résidus des aliments dans le corps; les conditions atmosphériques non adaptées à notre nature et à notre manière de vivre ordinaire; les violences extérieures; telles sont les trois grandes sources et les origines des maladies.

Cela posé, le père de la Médecine passe successivement en revue le cadre entier de l'étiologie; il s'arrête notamment sur l'*air*, et s'exprime ainsi :

« .... Mais l'air mérite surtout qu'on attache à son état » la plus grande importance, car il est à la fois la source, » l'aliment de la vie, et la cause de *beaucoup* de maladies. »

A chacun des agents de causalité sont rattachées les maladies qu'ils préparent ou qu'ils déterminent. Ces détails sont accompagnés de remarques ou de conseils bien propres à faire ressortir, au point de vue clinique, l'importance que présentent la recherche et la constatation des causes des maladies qui se trouvent résumées dans cette proposition bien connue, mais que nous oublions souvent : « Quiconque con- » naît la cause d'une maladie est capable d'y apporter le re- » mède en y apportant le *contraire* du mal dès son origine, » car la Médecine est une science toute naturelle. »

Les considérations précédentes sont empreintes du cachet de la vérité; il n'en est pas de même de celles qui terminent le chapitre. On n'en sera pas étonné si l'on songe que l'*humo-*

risme antique n'avait pour base que les suppositions de la fantaisie, et que bien des siècles devaient s'écouler avant que la *chimie* médicale vînt éclairer ce sujet.

CHAPITRE III. — *Du diagnostic.*

Préceptes généraux ; comment on apprend à distinguer la nature des maladies ; de la manière d'interroger les malades ; conditions d'un bon diagnostic.

Les préceptes généraux ont pour but d'exposer les connaissances préalables que le diagnostic exige du Médecin. Ces connaisances embrassent toutes les particularités des maladies, et se réfèrent notamment à leur origine, à leur durée prolongée ou rapide, quelle que soit leur issue heureuse ou funeste, aux désordres matériels qu'elles produisent dans les organes. C'est à l'aide de ces connaissances que l'on parvient à distinguer la nature des maladies.

Viennent ensuite les préceptes particuliers auxquels se rattache la détermination du siége.

On a dit avec raison que l'interrogation des malades est un art difficile. Les conseils et les recommandations sur ce sujet sont, sur la manière d'interroger les malades, on ne peut plus remarquables ; aucun détail n'est omis, et, en les lisant, on croirait lire un *traité* contemporain de clinique médicale.

En résumé, les préceptes généraux et particuliers qui constituent les conditions d'un bon diagnostic, sont exposés avec clarté et précision ; nous pourrions ajouter, avec un soin minutieux. Nous ferons remarquer, toutefois, que parmi ces préceptes, il en est plusieurs qui se réfèrent au pronostic et non au diagnostic. Cette confusion apparente aura son explication dans le chapitre suivant.

CHAPITRE IV. — *Du pronostic et de la séméiologie.*

Considérations générales ; préceptes généraux ; sources et bases du pronostic ; préceptes relatifs au pronostic ; aphorismes sur le même sujet.

Hippocrate établissait une distinction entre la *prognose* et le *pronostic*. Le premier de ces termes avait une signification très-large; il servait à désigner une opération mentale, une décision réfléchie, permettant, à l'aide des faits et des signes, d'embrasser le passé, le présent et l'avenir des maladies. La prognose avait en outre pour but d'établir un diagnostic médical entièrement basé sur la marche naturelle des maladies. Envisagée à ce point de vue, la prognose fournissait des indications thérapeutiques, et elle n'était, en définitive, qu'une déduction logique des opinions d'Hippocrate sur la maladie en général.

Dans sa *Notice historique et critique*, M. Auber s'est attaché à légitimer cette distinction, mais dans le passé seulement. « A une époque, dit-il, où l'anatomie et la physiologie existaient à peine, la prognose constituait nécessairement la » branche la plus importante de la médecine. »

Il n'en est plus ainsi aujourd'hui; aussi, tout en conservant le mot *prognose*, ne fût-ce qu'au point de vue historique, il faut lui substituer le terme *pronostic* qui, lui aussi, embrasse le passé, le présent et l'avenir des maladies.

Les médecins des derniers siècles, les continuateurs d'Hippocrate, et parmi eux Baglivi que je place en première ligne, ont accordé au pronostic toute l'importance qu'il mérite. Cette branche de la science appliquée me paraît un peu trop négligée de nos jours, tandis que le diagnostic et son perfectionnement sont l'objet de toutes les aspirations. Et cependant, qu'est-ce que le pronostic, sinon la déduction d'un diagnostic bien établi. Qu'est, d'autre part, le pronostic, sinon un *diagnostic anticipé*. C'est pourquoi, dans un enseignement oral ou écrit, ces deux branches de la séméiotique doivent être comprises dans un seul et même paragraphe. Et cependant, si le pronostic intéresse au plus haut degré le malade et sa famille, il intéresse aussi le médecin, parce qu'il rejaillit sur sa réputation et par suite, sur la considération dont la science et l'art devraient toujours être entourés. Ecoutons Baglivi sur ce point : « Le médecin, dit-il, ne peut guérir tous les malades; il dépasserait alors la puissance de Dieu; mais il peut, du moins, » prévoir l'issue des maladies; et cette prévision lui procurera » le plus grand honneur ; *et maximum indè honoris suscipiet.* »

Les œuvres principales d'Hippocrate mettent en évidence l'esprit sagace et profondément observateur de l'illustre maître; mais ces éminentes qualités se révèlent d'une manière encore plus accentuée dans ceux de ses écrits qui se rattachent au pronostic: le chapitre qui nous occupe en fournira la preuve convaincante.

TROISIÈME PARTIE.

De l'hygiène, du régime ou de l'aliment; de la thérapeutique, de la diététique.

CHAPITRE Ier. — *De l'hygiène.*

Le fondateur de la médecine le dit lui-même, et c'est avec raison; il *croit* être le *premier* qui a constitué l'hygiène en corps de doctrine; il ajoute avec raison encore, qu'il l'estime autant que toute autre découverte de l'art. Connaître le mode d'action des agents extérieurs sur l'économie saine; apprécier si les aliments sont en rapport avec les exercices et avec les excrétions, ou bien s'il y a désharmonie; telles sont les notions préalables que l'hygiène réclame. Manger convenablement, travailler selon ses forces, voilà les deux conditions de la santé

Abordant le sujet dans ses détails, Hippocrate expose l'action des divers agents de la nature. L'air, cet aliment de la vie et de la santé, est envisagé dans toutes ses conditions de température, de sécheresse, d'humidité, de son agitation qui constitue les vents. Viennent ensuite les eaux et les bains; puis les lieux et les habitations relativement à leur situation basse ou élevée et à leur exposition; le sommeil, la nourriture et le travail, les exercices.

A chacun de ces agents se trouvent rattachées les influences salutaires ou nuisibles qu'ils exercent sur l'économie, ainsi que des préceptes pratiques d'une utilité incontestable. Mentionnons seulement à ce point de vue, tout ce qui a trait à l'action des vents, à l'usage des bains tièdes, des bains de mer, de l'eau froide; les développements sur ce dernier point pourraient, à mon sens, être envisagés comme un prodrome éloigné de la médication hydriatique.

En résumé, ce chapitre n'est pas seulement un complément du chapitre sur l'étiologie, il est en même temps une source féconde d'indications prophylactiques et curatives.

CHAPITRE II. — *Du régime ou de l'alimentation.*

Le régime ou manière de vivre mérite au plus haut degré de fixer l'attention du médecin, puisqu'il contribue puissamment au maintien de la santé et à son rétablissement quand elle est altérée. — Les éléments du régime sont l'air inspiré, les aliments, les boissons. — La règle fondamentale relativement au régime, consiste à savoir saisir *l'à-propos*.

Après avoir exposé les conditions qui constituent un bon ou un mauvais régime, Hippocrate fait pour les *ingesta* ce qu'il a fait pour les *circumfusa*, et il le fait avec des détails plus étendus et plus circonstanciés. Parmi ces détails, nous mentionnerons le suivant, auquel le récent banquet hippophagique de Lyon donne une certaine actualité. — Selon Hippocrate, la chair d'âne passe facilement, celle du poulain encore mieux; celle de *cheval est fort légère.*

Décidément, le docteur Munaret, promoteur du banquet, a commis une grave omission, en ne portant pas un toast chaleureux à la mémoire du vieillard de Cos.

Il va sans dire qu'à ce chapitre s'applique sans restriction l'appréciation énoncée au chapitre précédent.

CHAPITRE III. — *Thérapeutique générale, ou principes généraux de l'art de guérir.*

Ce chapitre se subdivise en *deux paragraphes* ainsi intitulés : 1° *Rappel des principes fondamentaux ; 2° Commentaires, déductions et préceptes.*

1° L'art de guérir repose sur les principes fondamentaux de la Médecine, et plus particulièrement sur les suivants : — La nature est médicatrice ; c'est elle qui guérit les maladies par des procédés divers. — La médecine est l'art d'imiter la nature dans ses procédés curatifs. — Le médecin n'est que l'interprète et le ministre de la nature; ce que la nature fait spontanément, il le fait avec les ressources que l'art lui fournit.

On trouve dans ce paragraphe, reproduit en *français* et en *latin*, pag. 184-85, un aphorisme qui transporte aux *maladies occultes* en général, le sens et la déduction pratique de l'aphorisme sur le *cancer occulte*. S'agit-il d'un *lapsus calami* ou d'une erreur typographique? Je serais assez porté à penser ainsi, attendu que dans le texte latin, il manque un mot pour compléter le sens de la sentence, que j'ai d'ailleurs vainement cherchée dans l'ouvrage de Léveillé. Quoi qu'il en soit, si cette remarque n'a pas sa raison d'être, je la prends à mon compte; dans le cas contraire, je devais la signaler à M. Auber.

2° Les maladies guérissent tantôt par les contraires, tantôt par les semblables. — Les effets produits par les médicaments sont aussi des éléments de détermination. — La médecine consiste à ajouter ou à retrancher; tout ce qui opère un changement peut être regardé comme un remède. — Ne donnez jamais de grands remèdes dans les maladies d'intensité médiocre. — Ne dénaturez pas les remèdes, mais donnez-les avec leurs vertus naturelles. — Les maladies que les remèdes ne guérissent pas, le fer les guérit; celles que le fer ne guérit pas, le feu peut les guérir; celles que le feu ne guérit pas sont incurables. — Il faut souvent changer le régime, mais pour ce changement il faut tenir compte de l'âge, de la constitution et des habitudes des malades; il faut aussi considérer les saisons, la constitution médicale, etc., etc.

CHAPITRE IV. — *De la diététique ou du régime alimentaire dans les maladies.*

La définition, l'importance et le but de la diététique; les effets de la *diète* considérés par Hippocrate comme la base du traitement, l'erreur des médecins qui croient ne rien faire en prescrivant la diète sans prescrire en même temps des remèdes, fournissent des considérations d'un puissant intérêt qui se résument dans la proposition suivante : La diète est par elle-même et par elle seule, *un remède héroïque*.

Les règles qui doivent diriger le médecin dans la prescription de la diète sont l'objet de développements étendus et méthodiquement exposés. Reproduisons quelques-unes d'entre elles à titre de *specimen*. Craindre de nourrir trop, surtout au début des maladies ; mais il faut savoir aussi que la faute n'est pas moins grande et que le mal est plus dangereux de ne pas *nourrir assez* que de *nourrir trop*. La faim a un grand pouvoir sur la nature de l'homme, soit pour l'affaiblir, soit pour le tuer. Il s'agit de trouver une proportion convenable ; or il n'y a ni mesure, ni poids, ni nombres qui puissent nous guider plus exactement que le sentiment du corps qui reçoit la nourriture ; la difficulté c'est de le connaître. Le médecin qui ne commet sur ce point que de légères erreurs est très-louable, car il est fort rare de n'en commettre aucune, etc.

Ce que nous avons fait pour les *règles*, nous le ferons encore pour les *préceptes généraux relatifs à l'art de soigner les malades et de traiter les affections*. Observer attentivement les maladies dès leur début, et agir immédiatement s'il y a lieu de le faire. Dans la vigueur des maladies, il vaut mieux s'abstenir. Ne pas se fier sans raison aux choses qui soulagent. Si un traitement bien ordonné ne produit pas son effet, ne passez pas à un autre tant que la même indication subsistera. Videz par où le mal se porte, par où tend la nature : *quo natura vergit eo ducendum*.

Les préceptes non reproduits se réfèrent à la conduite à suivre en temps d'épidémie ; aux indications et au mode d'emploi des purgatifs, des vomitifs, et à l'usage des lavements ; à l'emploi de l'élatérium et de l'alun calciné dans le carcinome ; à l'influence des défaillances et des changements de situation sur la suspension des hémorrhagies ; au traitement de ces maladies par la compression et les ligatures, etc. J'en passe et de non moins dignes d'attention, mais je m'arrête, d'abord pour recommander les excellents et judicieux conseils relatifs à l'art de conduire et de soigner la convalescence; puis pour me résumer avec Hippocrate.

« En résumé donc, dit le divin Vieillard, il faut peu de chose pour guérir; *le régime, la diète et le repos* sont trois moyens héroïques dans les maladies aiguës; il faut prendre de la nourriture et du mouvement dans les maladies, dans les indispositions vagues et indéterminées. Si l'on donne des remèdes dans des maladies non suffisamment connues, il faut les employer légers et avec précaution; si le malade se trouve mieux, le chemin est trouvé; dans le cas contraire, il faut chercher encore. Aux grands maux seulement les grands remèdes. En tout et toujours, le premier art, la loi suprême est de ne rien faire qui puisse nuire aux malades : *primò non nocere.* »

QUATRIÈME PARTIE.

Appendice.

CHAPITRE Ier. — *Premiers tableaux des maladies.*

Dans ces tableaux, au nombre de *douze*, il s'agit de la description des maladies suivantes : 1° de la pleurésie, de la pleurésie sèche, de la pleurésie du dos ; 2° de la pneumonie ou péripneumonie; 3° de l'hydropisie de poitrine ; 4° des tubercules et de la phthisie pulmonaire, de la phthisie laryngée et de la phthisie dorsale ; 5° des angines; 6° de l'esquinancie ou érysipèle de la gorge; 7° des éblouissements et de l'apoplexie; 8° et 9° de l'hydropisie, de la leucophlegmasie et de l'anasarque; 10° de la goutte; 11° de l'ictère et de la fièvre bilieuse; 12° du ver solitaire.

Envisagée dans l'ensemble, la description de ces maladies fournit des appréciations bien différentes. Ainsi, tandis que *l'étiologie*, qui fait souvent défaut, est vague ou écourtée, la *symptomatologie* et le *diagnostic* dont elle est l'unique base, sont généralement exposés avec justesse et précision. Ainsi, tandis que la *marche*, la *durée*, les *terminaisons*, les *crises* et la détermination des jours critiques ont fourni des considérations bien dignes d'intérêt, le *traitement* est incomplet, souvent étrange et bizarre; comme preuve de ces assertions, notons les *purgatifs* dans la *pleurésie* et dans la *pneumonie;* le *bouillon de lentilles* dans la *phthisie* pulmonaire et laryngée; les lavements et les suppositoires dans la goutte. Toutefois dans la *péripneumonie* violente, Hippocrate prescrit la saignée et il recommande de laisser amplement couler le sang. Il la prescrit aussi dans l'apoplexie.

Pour compléter ces appréciations, arrêtons-nous à l'*hydropisie de poitrine.* Deux causes sont assignées à cette maladie : l'*ingestion d'une très-grande quantité d'eau*, et l'existence des *tubercules pulmonaires.* Point n'est besoin de signaler l'inanité de la première de ces influences; quant à la seconde, elle est confirmée par ce que l'on observe souvent en *ouvrant des animaux*, et notamment des *herbivores.* Après une description assez exacte des symptômes fonctionnels, Hippocrate mentionne la *succussion thoracique*, et il la convertit en *signe physique,* en indiquant les moyens à l'aide desquels on la constate. Il ajoute que quelquefois on remarque au côté, *une tumeur qui marque l'endroit où il faut ouvrir.* Le procédé opératoire est minutieusement décrit; il en est de même du mode de pansement destiné à s'opposer à l'introduction de l'air dans la poitrine. Le liquide épanché doit être vidé graduellement chaque jour et pendant douze jours.

De ces faits, il résulte que l'auscultation immédiate ou médiate a eu pour précurseur l'*auscultation à distance;* que la thoracenthèse est aussi ancienne que la médecine, et que les perfectionnements apportés de nos jours à cette opération, lui donnent seuls un cachet relatif de nouveauté.

CHAPITRE II. — *Métaphysique d'Hippocrate.*

Les opinions émises par le père de la Médecine, sur les *causes premières*, sur la *création*, sur le *mouvement de l'univers*, sur la *nature de l'âme*, etc., n'ayant que des afférences fort éloignées à la médecine pratique, nous rappellerons seulement que, selon M. Auber, la métaphysique intervient dans les écrits hippocratiques, pour éclairer la médecine et non pour l'absorber.

CHAPITRE III. — *Fragments de philosophie et de littérature médicales.*

1° *Nature de l'homme.* — Des considérations abstraites relatives aux idées émises par les philosophes sur ce sujet ardu, et des développements confus sur la constitution et sur les qualités des humeurs, on ne saurait énucléer que cette proposition : La nature de l'homme est *une* et *multiple*. D'après M. Auber (*Introd.*, p. 12), les hautes questions de physiologie ou de philosophie sont plutôt *abordées qu'esquissées*. Aussi, pour bien saisir l'esprit de ce *traité*, il faut le combiner avec les *traités* de l'aliment et des lieux dans l'homme.

2° *Des songes.* — « Ce *traité* est un singulier assemblage de fantaisie et de superstition. » C'est encore M. Auber qui formule cette critique, en l'accompagnant d'une atténuation basée sur ce qu'Hippocrate n'aurait pas écrit ce livre si, dans ses convictions, les idées exposées n'eussent été appuyées sur des faits sérieux. Notre confrère rentre entièrement dans la voie de la certitude lorsqu'il ajoute : « ... En dépit des dénégations superbes des esprits forts de notre époque, il s'écoulera encore bien des années avant que l'on ait dit le dernier mot sur cette curieuse et mystérieuse question des songes. »

3° *Le serment.* — Le serment d'Hippocrate est un résumé sublime de la déontologie médicale, au triple point de vue de la science, de la pratique, de la profession. L'École de Montpellier, après en avoir modifié la formule, conformément aux exigences de notre époque, le conserve religieusement, et nous l'en félicitons de grand cœur.

CHAPITRE IV. — *Pensées diverses.*

La nature agit en ajoutant ou en retranchant; la Médecine et tous les arts imitent la nature et agissent comme elle; telle est la pensée dominante et longuement développée à l'aide de comparaisons empruntées à la musique, à la médecine, à l'architecture, à la sculpture, etc.

Il est aisé de saisir les analogies signalées jusqu'ici, mais il n'en est pas de même pour d'autres pensées que je passe sous silence, car je ne sais pas deviner les énigmes. J'en pourrais dire autant de la pensée qui termine le chapitre; que le lecteur en juge lui-même. — « Ceux qui vont à la foire se comportent de même; c'est à qui trompera. — Il y a toujours quelque joueur de farces qui attire les badauds et qui se moque d'eux. Un autre lui succède; c'est toujours le même; il joue seulement un autre rôle. » Je me trompe, peut-être, mais il me semble que, pour trouver un sens logique à cette pensée, il faut admettre, qu'en la formulant ainsi, Hippocrate avait l'intention de stigmatiser la conduite de certains Médecins de son temps.

Ainsi que je crois l'avoir démontré par des énonciations et des appréciations partielles, les *Institutions* d'Hippocrate contiennent des opinions hasardées, des assertions vaines, inexactes même, indices de conceptions et de vues purement spéculatives. D'autre part, les *Institutions* contiennent, et en plus grand nombre, des faits scientifiques ou pratiques, empreints du cachet indélébile de la vérité, et qui attestent un esprit profondément observateur, souvent même le génie avec la double vue intuitive qui constitue son plus éminent attribut. Il serait presque inutile de le dire, je tiens pourtant à le constater, c'est seulement aux faits de cet ordre que doivent s'appliquer les *caractéristiques* un peu trop multipliés peut-être, dont il a été fait mention, et qu'il convient de reproduire ici, en partie, comme *spécimen* et comme complément de cette appréciation généralisée.

Le livre des *Institutions* est le code abrégé des principes de la médecine. Suidas lui a donné le surnom de *livre d'or (omnem scientiam et sapientiam præbens)*. Le livre des *Institutions* est le code du médecin philosophe. Les Institutions sont pour les médecins, ce que les *Pandectes* sont pour les jurisconsultes.

3

§ V.

RÉSUMÉ HISTORIQUE DU NATURISME, DU VITALISME ET DE L'ORGANICISME.

Du naturisme.

« Chez tous les êtres vivants la nature est formatrice, conservatrice et médicatrice : » tel est le dogme initial et fondamental du *naturisme*. Cette doctrine remonte aux temps les plus reculés. Hippocrate, qui l'avait reçue comme un héritage, la recommandait à ses disciples, et en les détournant ainsi de l'attrait qu'avaient pour eux les discours des prêtres d'Esculape, des philosophes et des sophistes, il établissait le prélude d'une séparation absolue entre la philosophie abstraite et nébuleuse des *causes premières*, et la Médecine, qui était pour lui la philosophie de la nature, c'est-à-dire, des *causes finales*. Disons-le, toutefois, pour réaliser cette séparation il fallait, qu'éclairé par de profondes méditations, le Père de la Médecine fût mis à même de donner un caractère scientifique au naturisme, de développer et de vulgariser ses principes. Connaître le sens attaché au mot *nature* dans l'antiquité, être fixé sur la signification qu'Hippocrate attachait à ces mots, *nature*, *nature universelle*, *nature de l'homme*, ce sont là deux conditions nécessaires pour bien saisir l'esprit du naturisme.

Les anciens, pour qui l'étymologie des mots représentait leur sens réel, envisageaient la *nature* comme l'archétype et l'éternelle révélation, c'est-à-dire, comme la cause première, le principe qui, sous les noms d'*éther*, de *feu*, présidait à l'ordonnance du tout, à l'harmonie des parties et de l'ensemble; en un mot, pour les anciens, la nature était Dieu lui-même ! M. Auber, après avoir signalé cette erreur, établit que la nature n'est qu'une cause seconde, l'agent de Dieu, à qui seul doit être rapporté le principe de toute chose.

A ce sujet, notre confrère se livre à des considérations de l'ordre le plus élevé : je cède au désir de reproduire la pensée qui les résume. « En effet, dit-il, du moment que la chaîne des » choses n'est plus ramenée à cette source suprême, tout s'é- » vanouit, tout s'abîme dans une nuit éternelle, et la raison » humaine, si audacieuse et si fière, s'épuise elle-même dans » un doute accablant. »

Pour Hippocrate, la *nature de l'homme* est multiple et infiniment variée. Elle est douée de facultés qui sont ses ministres; pour Hippocrate, enfin, la nature n'était pas un *être spirituel;* il employait ce mot pour désigner la force qui préside aux fonctions physiologiques et pathologiques, c'est-à-dire, le principe du mouvement ou la cause *inconnue* de phénomènes qui, chez les êtres organisés, commencent avec la vie et finissent avec elle.

Dans les développements qui suivent, M. Auber signale l'origine, les bases du naturisme ainsi que ses rapports immédiats avec l'art de guérir. Se résumant ensuite dans une proposition nettement formulée, il établit que le naturisme est à la fois un véritable système, et un système vrai, parce qu'il repose sur un *fait-principe*, l'autocratie de la nature, et que la vérité systématique est, en toute chose, l'unité embrassant l'universalité.

L'exposé des principes généraux du naturisme termine le paragraphe. Ces principes nous sont déjà connus en partie; il est opportun néanmoins de les reproduire pour ne point laisser cette notion scindée, et, partant, insuffisante.

La nature, principe simple dans son essence, mais multiple dans ses effets, préside à la formation des êtres organisés, à leur conservation dans l'état de santé et à leur guérison dans l'état de maladie. — La nature fait la vie du tout et la vie des parties; elle maintient l'unité dans les fonctions; elle est une force première et principale, mais il en est bien d'autres qu'elle tient sous sa dépendance; elle révèle l'état du corps par des phénomènes et par des symptômes. Selon M. Auber, l'irritabilité de Haller, la sensibilité, la contractilité, les propriétés vitales de Bordeu et de Bichat ne sont que des commentaires de cette sentence hippocratique. — La nature a pour excitateur de son action les impressions diverses que les modificateurs exercent sur l'économie. — La maladie est une lutte entre la nature médicatrice et les causes morbifiques; lutte après laquelle la nature s'efforce *toujours* de réparer les pertes et les dommages qu'elle a causés par ses propres efforts. — Enfin, dans toute maladie, le secours de la nature médicatrice est tellement nécessaire que, sans lui, on n'obtiendrait rien d'utile ou de bon.

Des faits exposés, l'auteur déduit la conclusion suivante : « Le naturisme hippocratique est un système essentiellement » conciliant, qui n'exclut ni le progrès consommé, ni le pro» grès réalisable, mais qui fait un appel sincère à tous les » systèmes, sous la seule réserve de n'admettre aucune pré» tention absolue, et de faire entrer, au contraire, chaque » théorie légitime dans l'ensemble orthodoxe de sa propre » constitution. »

Après la mort d'Hippocrate, quelques esprits, plus audacieux qu'éclairés, s'efforcent de renverser le naturisme. Thessalus et Dracon, Acron d'Agrigente, Erasistrate et Asclépiade, Praxagore, Hérophile, etc., inventent successivement le *dogmatisme*, l'*empirisme*, l'*atomisme corpusculaire*, l'*humorisme*, etc., etc. Vains efforts, tentatives stériles, le naturisme sera momentanément ébranlé, mais il survivra à ses détracteurs. C'est à Galien qu'était réservé l'honneur et le mérite de réhabiliter le naturisme et de lui imprimer une impulsion qui lui assura un empire absolu pendant deux siècles. Le Médecin de Pergame eut pour émule l'illustre Fernel, qui, mieux que ses prédécesseurs, sut saisir l'esprit de la doctrine et la faire comprendre. Après Galien et Fernel viennent les autres continuateurs d'Hippocrate, Duret, Baillou, Sennert, Rivière, Baglivi et Sydenham, qui contribuent à relever l'édifice ébranlé par les théories de Van-Helmont, de Silvius, de Borrelli et de Pitcairn.

Dans les dernières années du XVIIe siècle, le cartésianisme porte un coup terrible au naturisme. L'école de Montpellier proteste d'abord contre ces théories qui ramenaient tous les actes de la vie aux lois de la physique, de la chimie et de la mécanique. Parmi ses maîtres il se produit une scission : Sauvages, Roussel et Bordeu se déclarent pour les idées de Descartes, ou pour une fusion représentée par le *mécanico-dynamisme* d'Hoffmann, et par l'*iatro-mécanisme* de Boerrhaave. Ajoutons pourtant, que Bordeu ne tarda pas à regretter d'avoir fait trop de concessions aux théories régnantes, et à formuler une profession de foi contraire. Il devait en être ainsi. Cette école célèbre ne pouvait effacer cette devise : *Olim Coüs, nunc Monspelliensis Hippocrates.*

Du vitalisme.

Profondément affligé de l'état déplorable dans lequel les théories cartésiennes avaient plongé la médecine, Barthez résolut de le faire cesser. Pour atteindre ce but, et, s'appuyant sur la méthode de Bacon, il rassemble tous les matériaux, il dégage des faits les principes qui les dominent; il les rattache à une cause unique, qu'il nomme *principe vital*, et il constitue la médecine, science et art, sur le fait qui préside aux phénomènes de la vie : en un mot, Barthez crée la philosophie naturelle, qui n'est autre que la philosophie médicale. La médecine pratique est redevable à Barthez d'une théorie exacte et précise des indications et des contre-indications thérapeutiques. Barthez attribue les phénomènes physiques des corps organisés à la structure des organes, les fonctions organiques à la force vitale, la perception humaine à une force distincte et supérieure, à l'âme. Il établit une différence radicale entre les lois physiques et les lois vitales. Pour Barthez, le mot *principe vital* n'est qu'un terme servant à désigner les actes vitaux ; ce terme peut être remplacé par ses équivalents, voire même par un *x* algébrique. Nous savons déjà qu'il en est de même du mot *nature* pour Hippocrate. Pour Barthez, les mots *fièvre* et *maladie* expriment, l'un et l'autre, un seul et même ordre de fonctions : l'ordre des fonctions morbides; et sa définition de la maladie est conforme à l'esprit de la définition hippocratique. Enfin, Barthez couronne son œuvre en créant les méthodes naturelles, analytiques et *empiriques*, formulant ainsi le Code pratique de l'art de guérir.

Ce préliminaire contient en substance les principes fondamentaux du vitalisme, qui n'est, en définitive, que le *naturisme* développé, élucidé et scientifiquement formulé. M. Auber a voulu le compléter par une exposition qui comprend les subdivisions suivantes :

1° Principes du vitalisme;

2° Exposé historique du vitalisme;

3° Son exposé sommaire;

4° Doctrine du professeur Lordat et de l'école de Montpellier;

5° Doctrine du professeur Cayol; aphorismes de l'hippocratisme moderne;

6° Enfin, corollaire du pseudo-vitalisme.

Cette exposition est trop détaillée peut-être. On y constate de fréquentes répétitions; cependant je ne saurais assez recommander la lecture attentive des considérations qu'elle contient, et notamment de celles qui ont trait aux doctrines de Cayol et aux judicieuses appréciations dont elles ont fourni le sujet à M. Auber.

Quant au *néo* ou *pseudo-vitalisme*, deux parts doivent lui être faites : l'une, afférente aux doctrines de Broussais, se confondant avec le sujet du paragraphe qui va suivre, et sur laquelle nous aurons à revenir; l'autre, qui n'est que l'*animisme* ressuscité par M. Salles-Girons, et que M. Auber apprécie et juge ainsi : *Il n'y a qu'un vitalisme, comme il n'y a qu'un christianisme.*

De l'organicisme.

La définition de l'organicisme et un aperçu historique sur l'organicisme philosophique fournissent le sujet de l'entrée en matière. L'auteur fait remonter l'institution de l'organicisme médical à Th. Bonnet et à Morgagni; s'inspirant ensuite moins de l'esprit que du *titre* des lettres *De sedibus et causis morborum per anatomen indagatis*, il prête au Médecin de Bologne des prétentions et une intention qu'il n'avait pas. Après quelques développements généraux, notre confrère établit que, dès son début, l'organicisme a été moins un système qu'une méthode d'exploration; il reconnaît pourtant que l'anatomie pathologique a établi les relations qui existent entre les symptômes et l'état morbide des organes, en ajoutant *qu'elle n'a pas été plus loin*; il reconnaît aussi la portée de ces résultats.

Pendant longtemps, les recherches cadavériques n'ont eu pour but que de constater la *cause de la mort*; Morgagni, au contraire, se livre à ces investigations pour arriver à la détermination du *siége et des causes des maladies*. Morgagni rassemble une immensité de matériaux sans les coordonner, c'est vrai; mais il lègue à ses successeurs le soin de cette coordination. Morgagni a établi les rapports qui existent entre la lésion des organes et les symptômes qui en sont la manifestation; c'est quelque chose, dit M. Auber, et quelque chose d'important; mais contrairement à son assertion, Morgagni *a été plus loin*: il se livre, en effet, à des interprétations sur le siége et la nature de la plupart des maladies; il fait des excursions dans le domaine de la séméiologie et de la thérapeutique; en un mot, ce qu'avait fait Haller pour la physiologie, Morgagni le fait pour la médecine, qui était pour lui la partie principale, tandis que l'anatomie n'était que, ce qu'elle doit être réellement, c'est-à-dire la partie accessoire, un moyen d'investigation restant sans valeur si on le sépare des autres moyens. En un mot, Morgagni n'était pas seulement un anatomiste habile, il était encore un clinicien émérite. — Les successeurs de Morgagni n'acceptèrent point la mission léguée par leur illustre maître; ils continuèrent à recueillir les matériaux sans les systématiser; ils firent de l'anatomie pathologique une science à part, une science de curiosité; de là cette immense quantité de faits complétement stériles pour la pratique. Il serait possible que M. Auber eût pris le change et rapporté à Morgagni ce qui revient aux anatomo-pathologistes exclusifs.

Selon M. Auber, l'impulsion imprimée par Bichat à l'anatomo-pathologisme, a entraîné, comme conséquences déplorables, de substituer à la nature, force active et *presque intelligente*, l'irritabilité, force passive et *muette*; de favoriser l'invasion des sciences accessoires, d'enlever son autonomie à la médecine, de la faire successivement dégénérer jusqu'à la réduire à un *véritable cadavérisme*. — A l'occasion du *néo-vitalisme*, M. Auber rappelle que Broussais reprochait aux vitalistes de personnifier les forces; il me semble qu'une force (la nature) qui est *active*, *presque intelligente*, et qui de plus, n'est pas *muette*, se rapproche singulièrement de la personnification. — Quant aux autres conséquences, quelque déplorables et désastreuses qu'elles soient pour les vitalistes purs, on serait tenté de croire que notre confrère s'est complu à les exagérer.

La doctrine physiologique venait de transformer l'organicisme en système exclusif; dans un travail remarquable, M. Rostan exposa les principes de cette doctrine. Les adeptes considérèrent cette exposition comme une éclatante confirmation; il n'en était pas tout à fait ainsi, puisqu'il s'agissait d'une fusion, d'une alliance entre l'organicisme et le vitalisme. M. Auber est peu sympathique à cette alliance; néanmoins, il range M. Rostan parmi les *naturistes*, par ce seul fait qu'il admet les principes fondamentaux de la *réaction* et de la *nature médicatrice*.

Les corollaires et les principes de l'organicisme sont l'opposition la plus formelle des corollaires et des principes du vitalisme : ce fait suffisamment prévu, me dispense de tout développement comme de toute reproduction. Je passe également les conceptions systématiques de MM. Pidoux, A. Latour, Dechambre, Michel Levi, etc., et j'arrive, pour le signaler seulement, au *parallèle du médecin organicien et du médecin vitaliste*.

Ce parallèle, véritable type du genre pour la forme descriptive, est le complément le plus accentué possible des critiques dirigées contre l'organicisme, d'une part; de l'autre, il est la glorification du vitalisme, portée jusqu'au degré le plus élevé. Quelques traits accompagnés de remarques légitimeront cette assertion.

Selon M. Auber, le médecin organicien, esprit fort et résolu, se reconnaît aisément à son geste prompt, à ses mouvements brusques.

Il n'aborde jamais un malade sans être armé des moyens d'investigation inventés par la science moderne; ce sont là ses *sens allongés ;* enfin, percuter, ausculter, tel est son lot, etc. — Le médecin vitaliste est plus modeste, moins résolu, moins agité, plus recueilli auprès du malade dont il cherche avant tout à conquérir la confiance par des paroles douces, affectueuses et prévenantes ; il l'interroge avec bonté, il l'écoute avec attention, il lui répond avec une sage prudence et une bienveillance soutenue. — Le naturiste s'attache à découvrir la cause de la maladie, il établit ensuite son diagnostic en faisant la part à l'affection et à la réaction. Il ne se borne pas au diagnostic local, et pose d'abord le *diagnostic anatomique* qu'il complète par le diagnostic médical; l'interprétation clinique des symptômes basée sur l'analyse des expressions vitales, c'est-à-dire des signes fournis par l'habitude extérieure, l'état moral, le jeu de la physionomie, la température du corps, l'état du pouls qui est le dynamomètre par excellence. Enfin, pour établir le diagnostic, il a recours surtout à sa raison et à ses propres sens.

Dans ma manière de voir, ce n'est pas précisément parce que le médecin est organicien ou vitaliste qu'il se distingue par telles ou telles manières. Au reste, je me trouve dans un cercle vicieux, puisque, d'après M. Auber, on devient organicien ou vitaliste par tempérament : je fais donc toutes concessions sur ce point, mais il n'en saurait être ainsi pour le suivant. — J'ai suivi les cliniques de M. Rostan et de Cayol; je les ai vus percuter, ausculter et saigner. J'ai connu plusieurs praticiens, organiciens ou vitalistes, n'importe, mais qui peu ou nullement familiarisés avec la percussion et l'auscultation, méconnaissaient une pneumonie à sa période d'engouement, la laissaient arriver à l'hépatisation rouge et à l'hépatisation purulente; la nature *s'efforçait* de réparer le désordre, j'en conviens, mais le malade n'en mourait pas moins. — M. Auber reconnaît que la doctrine hippocratique accueille le progrès consommé et le progrès réalisable, sous la seule réserve de n'admettre *aucune prétention absolue*. Est-ce que la percussion et l'auscultation rentreraient pour notre confrère dans la réserve stipulée ?

Nous avons rencontré jusqu'ici quelques éléments de conciliation entre le vitalisme et l'organicisme (Hippocrate recommandant la distinction des maladies affectant les organes, et usant largement de la saignée dans la péripneumonie et dans l'apoplexie; Barthez attribuant les actes mécaniques de l'économie vivante à la structure des organes; Rostan, organicien et vitaliste; Cayol, auquel en réfléchissant on pourrait appliquer cette double qualification; enfin, les vitalistes procédant d'abord au diagnostic anatomique). Dans les considérations qui suivent, M. Auber se montre plus explicite à cet égard.

Le nombre des vitalistes, dit-il, est plus grand qu'on ne pense; il est même un grand nombre de médecins qui sont vitalistes sans le savoir. — Le médecin est vitaliste lorsque, fidèle au dogme de la nature médicatrice, il lui subordonne sa mission et sa conduite au lit des malades. — Pour être vitaliste, il n'est pas indispensable d'avoir une théorie toute faite sur l'existence ou la nature de la cause qui anime l'organisme, ni de savoir si elle existe en l'homme ou hors de l'homme, si elle est d'essence spirituelle ou matérielle; mais il faut savoir que l'organisme pourvoit à sa conservation et à sa guérison. — La question du vitalisme n'est ni aussi ardue, ni aussi embrouillée qu'on veut bien le dire; elle se réduit à une simple discussion de mots, à une vraie logomachie.

Une Note dans laquelle se trouve incidemment un éloge du docteur Munaret, éloge aussi judicieusement pensé qu'élégamment écrit; une autre Note contenant un *tableau de l'univers*, conception physiologique et métaphysique à la fois, et qui est le fruit des sérieuses méditations de l'auteur ; enfin, des considérations historiques intéressantes sur l'enseignement de la doctrine hippocratique à Paris et à Montpellier, enseignement qui est resté en vigueur jusqu'aux dernières années du XVIIe siècle, sur les chaires de Médecine hippocratique, d'histoire de la médecine et de bibliographie médicale, instituées par Thouret, en 1797, et qui ont fait partie du cadre de l'enseignement dans la Faculté de Paris jusqu'en 1810 ; tels sont les sujets qui terminent et complètent ce résumé en deux cents pages. Après l'avoir signalé à l'attention du lecteur, je résume en les condensant, les appréciations personnelles disséminées dans le texte.

En théorie, le fait-principe de la *nature médicatrice* est incontestable et peu contesté ; il n'en est pas ainsi dans l'application, parce qu'il a été trop généralisé, et qu'on lui attribue une portée et un but absolus. En effet, des tendances plus ou moins manifestes, mais non réalisées ou incomplétement réalisées, saisissables, mais n'atteignant pas toujours le but final ; voilà ce que l'on observe le plus souvent dans la marche des maladies. — Il ne faudrait pourtant pas conclure de cette énonciation, que le praticien doit faire abstraction de la *nature* ; il lui importe, au contraire, de l'observer attentivement dans ses tendances, dans ses efforts, pour la seconder, pour la provoquer selon les cas ; pour la redresser si elle s'égare, car elle s'égare souvent ; il lui importe aussi de savoir qu'il doit obéir à cette nature, pour être autorisé à lui commander ; il ne doit pas ignorer qu'elle met souvent en œuvre de salutaires ressources, alors que les nôtres sont frappées d'impuissance : *Si naturæ non obtemperat, naturæ non imperat... Sæpiusque natura novum opus exorditur ubi conatus nostri desiere*, ainsi que l'a dit Baglivi, ce médecin naturiste par excellence, et qui cependant allait peut-être plus loin qu'Hippocrate, lorsque dans les pneumonies violentes, il ouvrait simultanément la veine aux deux bras. — L'essence de l'organisme vivant est de réagir contre toute cause de maladie, encore une vérité fondamentale ; mais le fait de la réaction connexe avec le fait de la nature médicatrice, a été exagéré quant à sa fréquence et à son but. Je me réfère, à cet égard, aux remarques présentées à propos de la définition de la maladie ; j'ajoute de plus, que dans bon nombre de maladies aiguës ou chroniques, dans certaines formes de fièvres typhoïdes, dans les diathèses, dans les maladies chroniques en général, la réaction fait complétement défaut, ou se produit dans des limites si minimes, qu'elle ne saurait à elle seule constituer la maladie. — Si, comme je me plais à le croire, les critiques de M. Auber s'adressent uniquement à l'anatomo-pathologisme exclusif, à cette science *à part et purement de curiosité* que les successeurs de Morgagni lui reprochaient de n'avoir pas constituée, je partage sa manière de voir sans restriction, tout en reconnaissant que cette critique n'aurait rien perdu de sa portée, s'il eût émoussé les angles et aplani les aspérités qui la rendent souvent par trop incisive. — Enfin, comme corollaire j'établis : qu'il y a dans l'organisme vivant, des forces et des organes ; que les organes fonctionnent et vivent, et que par conséquent il faut, en médecine pratique, faire la part à chacun de ces éléments constitutifs.

§ VI.

ESSAI PHILOSOPHIQUE SUR LA CONSTITUTION DE LA MÉDECINE.

Esquissé d'abord en 1831 dans un Mémoire sur l'*état morbide;* revu, repris, perfectionné et augmenté dans d'autres publications successives, cet *Essai* peut être considéré comme l'œuvre de toute la vie de l'auteur.

Considérations générales.

Dans ces considérations se trouvent reproduits des énonciations et des faits déjà exposés ailleurs ; de plus, l'auteur fait la part au *fluide nerveux ;* il l'envisage comme la cause efficiente de la sensibilité et du mouvement, comme la cause appréciable des phénomènes de la vie, mais non comme le principe de la vie en essence ou en nature. En un mot, le fluide nerveux n'est que le premier agent *organique ;* et cette propriété, il l'emprunte à l'esprit de vie que Dieu a répandu dans l'univers. Enfin, c'est à la vie, et à *la vie seule* qu'il faut demander des leçons pour constituer la médecine sur ses bases légitimes. — J'aurais désiré que, sur ce sujet, M. Auber se fût inspiré des opinions émises par M. le docteur Cerise.

Exposition philosophique des principes constitutifs de la science médicale.

Ces principes nous sont connus ; ils ne diffèrent point de ceux qui ont été exposés à l'occasion du *naturisme* et du *vitalisme ;* ils se résument dans cette sentence : *la nature suffit à tout ;* c'est d'elle que découlent tous les dogmes, et de leur déduction logique dérivent les articles organiques de la constitution scientifique de la médecine.

Après d'intéressantes considérations sur la santé et sur la maladie, l'auteur aborde celles qui se réfèrent à *l'état morbide ;* arrêtons-nous avec lui sur ce sujet.

L'état morbide comprend trois degrés : l'indisposition, l'affection et la maladie. — L'indisposition est un état neutre ; il n'est ni la santé ni la maladie, mais il conduit de l'une à l'autre. — L'affection est l'état dans lequel l'organisme est passivement modifié dans sa substance solide ou liquide, ou bien dans l'exercice de ses fonctions ; sa nature tient de la cause morbifique et de la partie qui en a subi l'action. — La maladie est l'état dans lequel une affection et une réaction exercent concurremment leur action ; c'est une lutte, un combat. La nature d'une maladie participe de la nature de l'affection et de celle de la réaction.

Dans l'état morbide, il faut considérer : 1° la cause morbifique ; 2° l'effet de cette cause, c'est-à-dire l'action morbifique ; 3° l'action médicatrice, c'est-à-dire la *réaction* opérée par l'organisme ; 4° la nature ou la force vitale du sujet. — L'action de la cause morbifique est le premier élément de la maladie ; c'est elle qui ouvre la lutte ; elle constitue l'*affection ;*

elle est *destructive* ; c'est à l'affection que se rapporte le diagnostic anatomique. — L'action médicatrice est le second temps ; c'est elle qui constitue la *maladie* proprement dite, ou la *réaction* ; c'est elle qui soutient la lutte ; elle est *réparatrice* ; c'est à elle que se rattache le diagnostic *médical* qui indique l'état de la réaction.

La nature ou les forces du sujet ont fourni à M. Auber des considérations d'une haute portée, sur les trois évolutions organiqnes principales embrassant et limitant l'existence de tout être appelé à parcourir l'orbite entière de la vie. Ces trois périodes de la vie sont : la période de formation ou d'accroissement ; la période d'état ou de complet développement ; la période de décroissement ou de dépérissement ; elles sont ainsi caractérisées :

« ... L'organisme vivant n'est jamais stationnaire, il est au » contraire toujours en travail et toujours en mouvement. On » peut, sous ce rapport, le comparer à la pierre lancée dans » l'espace ; comme elle il décrit une parabole, s'élève d'abord, » s'arrête un instant, descend ensuite et tombe tout à fait. »

Reprenant ensuite ces phases de la vie, l'auteur expose pour chacune d'elles les conditions et les mouvements qui lui sont propres ; mais ce n'est pas tout : indépendamment de ces mouvements nécessaires, inévitables, l'organisme exécute d'autres mouvements liés à des conditions accidentelles ; ils constituent les *soulèvements*, regardés à tort comme des maladies, malgré les caractères différentiels qui leur avaient été assignés par Hippocrate. Barthez a rectifié cette erreur, en désignant sous la dénomination de *fonctions pathologiques* une classe spéciale de soulèvements ou réactions, qui embrasse en même temps l'histoire naturelle de l'action médicatrice opérée par l'organisme.

Des fonctions pathologiques.

Après un rapide mais substantiel aperçu des lois qui régissent l'organisme vivant dans son état physiologique, M. Auber établit qu'en vertu de ces lois dominées par la loi de conservation, chaque partie, chaque organe, chaque appareil, remplissent dans l'organisme souffrant, des fonctions qui leur sont propres et qui assurent l'équilibre des mouvements de l'ensemble. En d'autres termes, les lois pathologiques déterminent électivement l'organe ou les organes qui doivent effectuer les fonctions pathologiques; elles règlent l'exercice de ces fonctions, décident leur manifestation en temps opportun, leur proportion et leur durée, de manière que la force médicatrice *s'accomplisse complètement.* — Les lois pathologiques varient selon la nature de l'affection, suivant l'organe qui en est le siége et suivant la cause qui l'a produite. — En outre, certaines conditions inhérentes à l'individu, ou existant en dehors de lui, impriment aux fonctions pathologiques des expressions, des formes et des actions diverses : telles sont, d'une part, le sexe, l'âge, le tempérament, la constitution, la manière de vivre, la profession, etc.; de l'autre, les saisons, la constitution atmosphérique et la constitution médicale. Cela se conçoit, puisque ces conditions produisent préalablement des modifications notables dans les organes par lesquels s'opèrent les fonctions pathologiques. — L'étude approfondie des expressions, des formes et des actions diverses, des fonctions pathologiques est l'œuvre importante de la pathologie naturelle.

« *L'action médicatrice* est un acte vital, simple comme la » vie et complexe comme elle, qui s'exerce par l'organisme et » prend son caractère dans la constitution et le tempérament » du sujet dont il est l'expression vivante. »

Dans les développements réclamés par cette proposition, l'auteur indique les formes variées qu'affecte l'action médicatrice, ou pour mieux dire, il la décompose d'abord en action expulsive ou éliminatrice, neutralisante ou altérante, cicatrisante ou récorporante, prophylactique (hémorrhagies déplétives, évacuations alvines, sueurs, affections annuelles, bisannuelles ou septennaires ayant pour résultat de modifier l'organisme et de le préserver ainsi d'affections plus graves). — Comme déduction pratique, ces fonctions pathologiques doivent être respectées, car si, par un motif quelconque, le médecin les combat directement, il expose les sujets à des accidents plus ou moins sérieux, parfois même funestes.

L'action médicatrice est simple, composée ou compliquée. — L'action médicatrice simple comprend : la toux, le hoquet, le vomissement, etc., et de plus l'*inflammation*. — L'action médicatrice composée comprend les fièvres continues. — L'action médicatrice compliquée embrasse les fièvres graves ou pestilentielles, et les faits relatifs à la réparation des tissus, à la régénération des os. — C'est à l'observation attentive des faits mentionnés, que la médecine est redevable de la médication révulsive et dérivative.

Dans une subdivision du paragraphe, on trouve les considérations précédentes reproduites pour la plupart, mais sous des formes plus accentuées, plus saisissantes, et accompagnées de développements et de faits qui sont autant d'éléments de confirmation.

L'*inflammation* et la *fièvre*, dit M. Auber, sont deux *réactions* principales de l'organisme; elles ont pour but d'opérer des récorporations, d'expulser ou de neutraliser les causes morbifiques. — La fièvre a été considérée dans tous les temps comme un mouvement salutaire de l'organisme. A ce sujet, l'auteur expose d'une manière nette et précise, l'ordre d'évolution et de succession des phénomènes fébriles, et il signale l'enseignement qui résulte de cette révolte des principaux appareils organiques. — Le *caractère salutaire* de l'*inflammation* peut être apprécié par la *réflexion*, mais il se révèle surtout dans les maladies qui sont abandonnées à leur marche naturelle. Comme preuve de cette assertion et en faveur de l'expectation, notre confrère mentionne un mémoire du docteur Barthez, duquel il résulte que chez les enfants, la pneumonie franche primitive, guérit presque toujours sans traitement actif; puisque dans une période de sept ans, sur *douze cents malades*, le médecin de l'hôpital Sainte-Eugénie, n'en a perdu que *deux*. M. Auber pense que ce résultat se produirait chez les sujets de tout âge, si le médecin savait l'attendre, et il s'appuie sur des expériences comparatives faites en 1828 à l'Hôtel-Dieu de Paris, les pneumonies ont été traitées par les saignées, par les purgatifs, par l'eau pure, et c'est ce dernier traitement qui a le mieux réussi.

Des faits, empruntés au cadre nosologique, sont produits ici comme autant d'arguments à l'appui de la réaction et de son action réparatrice ou médicatrice. Parmi ces faits il en est de péremptoires; par exemple, ceux qui ont été fournis par la pathologie chirurgicale, par l'introduction des agents toxiques; mais on n'en peut dire autant du plus grand nombre, surtout en ce qui concerne l'action *réellement médicatrice*. Les preuves suivantes suffiront pour bien faire comprendre ma pensée, et pour compléter ce que j'ai dit ailleurs sur ce sujet.

L'inflammation conduit souvent les tissus qu'elle affecte à la gangrène, à l'ulcération ou au ramollissement : il y a mieux, pour certains organes, le cerveau, le foie, la rate, la muqueuse intestinale, l'inflammation, l'ulcération ou le ramollissement constituent une seule et même lésion. J'invoque toute mon aptitude à la *réflexion*, et dans ces résultats, je ne puis saisir le *caractère salutaire de l'inflammation*; je ne saisis pas mieux les lois pathologiques, en vertu desquelles tout se trouve coordonné dans l'organisme, pour que l'*action médicatrice s'accomplisse complètement*.

Les mêmes remarques s'appliquent à la fièvre typhoïde avec les modifications suivantes : dans les cas légers ou d'intensité modérée, alors que les plaques agminées ou isolées n'ont subi qu'un certain degré de boursouflement, d'inflammation ou d'érosion, ou bien que les ulcérations existent, mais limitées en nombre, en étendue et en profondeur, la nature, secondée par un traitement hygiénique convenable, peut réaliser et réalise souvent son action *réparatrice*, voire même une cicatrisation complète, dont la constatation, pour le dire en passant, revient à l'anatomie pathologique. Mais dans les conditions opposées qui constituent la fièvre typhoïde grave, une lutte s'établit sans doute entre l'*affection*, qui est le mal, et la maladie ou *réaction*, qui est le *bien*; mais c'est une lutte à armes inégales. Qu'arrive-t-il alors? Soit que la réaction fasse défaut, ou qu'elle n'atteigne point le degré nécessaire, soit qu'elle se produise dans des proportions exagérées, les ulcérations se multiplient, s'étendent; le produit de la sécrétion morbide est résorbé et s'infiltre dans l'organisme entier; les vaisseaux sanguins érodés donnent lieu à des hémorrhagies abondantes, renouvelées et toujours funestes; enfin, l'intestin perforé provoque une péritonite suraiguë rapidement mortelle. En définitive, les cas de ce genre rentrent dans la catégorie de ceux qui se résument fatalement, ainsi : impuissance radicale des moyens de l'art; impuissance tout aussi radicale de l'action médicatrice de la nature.

D'après la doctrine vitaliste, toutes les maladies ne sont point liées à des altérations matérielles des organes, et il existe des lésions purement fonctionnelles. On ne peut que donner une adhésion pleine et entière aux développements exposés à cet égard. Je voudrais pouvoir en dire autant de ceux qui suivent.

Selon M. Auber, il ne faut point confondre l'action médicatrice de l'organisme avec les altérations matérielles qui en sont les résultats éventuels. Par suite, les indurations, les hypertrophies, les dégénérescences de toute sorte, doivent être considérées comme de *simples produits* d'exhalation et de sécrétion résultant des mouvements pathologiques ayant leur type dans les mouvements physiologiques, mais qui *ne constituent pas cependant des maladies proprement dites.* — Mais l'état morbide collectivement envisagé n'est et ne peut être que la transformation plus ou moins complète des actes physiologiques en actes pathologiques. Dès lors, les indurations, les hypertrophies, ne sont que des anomalies de la force assimilatrice dont l'organisme est doué. Elles constituent donc des *maladies locales*, dont la gravité est toujours en raison directe de l'importance physiologique des organes qui en sont le siége.

Quant aux dégénérescences, aberrations encore plus étranges de la force précitée, M. Auber s'arrêtant au cancer, le considère « comme un dépôt morbide, un *ciment corrosif*

» séparé de la masse du sang par un effort de la nature qui, » ne pouvant le décomposer, cherche au moins à l'éloigner, » autant que possible, des organes nobles. » — Cela peut être pour les vitalistes purs, moins pourtant la dernière assertion, qui me paraît très-contestable. A mon sens, voici l'exacte vérité ; le cancer, qu'il siége dans des organes nobles ou roturiers, constitue le plus souvent, comme les autres dégénérescences, des *affections diathésiques* avec lesquelles et par lesquelles on meurt.

Je passe sur l'exposé des *principes fondamentaux* de l'art de guérir ; ici encore il s'agit d'une reproduction de faits déjà connus. Je mentionne, enfin, un *résumé* succinct, mais nettement coordonné, de l'*essai* sur lequel je viens d'appeler l'attention du lecteur.

§ VII.

Au moment d'aborder cette *appréciation* d'ensemble, deux questions se présentent à ma pensée. M. Auber a-t-il atteint le but qu'il s'est proposé ? Pouvait-il tirer un meilleur parti du sujet par lui traité, et donner ainsi à son œuvre un degré plus élevé d'importance et d'utilité ?

Je maintiens les appréciations critiques ou élogieuses dont les *préliminaires* m'ont fourni les éléments (Préface, Avant-propos, Introduction), et j'aborde les *Institutions*.

La coordination méthodique des divers *traités* de la collection hippocratique, le soin avec lequel l'auteur s'est attaché à n'énoncer que les propositions, les dogmes et les préceptes, ne constituent pas le moindre mérite de l'ouvrage. Effectivement, ces procédés ont eu pour résultat d'abréger la matière sans lui rien faire perdre de son utilité, et, comme conséquence logique, de faciliter des études trop délaissées, mais que jusqu'ici le plus grand nombre de Médecins ne pouvaient aborder dans les traductions, moins encore dans le texte original. Cette seule considération m'autoriserait presque à répondre affirmativement à la première question.

En principe, le bibliographe n'a pas le droit absolu de demander à un auteur au delà de ce que celui-ci a voulu donner; surtout quand il s'agit, comme dans l'espèce, d'un sujet qui a exigé un immense labeur. Aussi, ce n'est point dans le domaine de la critique, mais dans celui des *desiderata* et des conseils que je vais puiser les motifs propres à légitimer ma réponse affirmative à la seconde question.

Comme la plupart des traductions françaises, celle de Gardeil est aride, parfois fatigante à la lecture; elle contient, en outre, bon nombre d'incorrections qui ont été rectifiées par M. Auber toutes les fois qu'elles dénaturaient la pensée d'Hippocrate. Des interprétations, des commentaires, quelques critiques auraient, sans nul doute, fécondé le sujet. En un mot, il est regrettable que l'auteur n'ait pas fait pour les *Institutions* ce qu'il a fait pour sa *Notice historique et critique;* j'ose à peine dire, ce que j'ai *essayé* de faire moi-même.

L'auteur aurait pu largement puiser ces compléments dans les écrits des *Institutistes*, continuateurs véritables et autorisés d'Hippocrate, surtout au point de vue pratique. Je n'aurais que l'embarras du choix en fait de preuves à l'appui : en voici seulement un *specimen* :

Dans le texte du premier chapitre, la découverte, par Hippocrate, de la méthode expérimentale et rationnelle se trouve implicitement énoncée. L'auteur reproduit ce fait important dans son *résumé*, mais comme il n'est accompagné d'aucune preuve, il pourrait être contesté. Or, la confirmation indispensable dans l'espèce, notre confrère aurait pu la puiser à la source où je l'ai puisée moi-même, c'est-à-dire, dans les conclusions d'une thèse sur la *philosophie d'Hippocrate*, soutenue, il y a quelques années, à la Faculté des Lettres d'Aix, par M. Victor de Laprade; conclusions qui se trouvent reproduites dans l'ouvage déjà cité de M. Pétrequin, sur les *Médecins de l'antiquité*.

Dans le *résumé*, disons mieux, dans l'exposé on ne peut plus complet des trois conceptions doctrinales, qui, dans tous les temps, ont eu la prétention de dominer la science et la pratique médicales, M. Auber a réservé toutes ses sympathies, toutes ses louanges au naturisme et au vitalisme, dont il s'est constitué dès longtemps le défenseur éclairé et convaincu, mais par trop absolu. Quant à *l'organisme*, notre confrère n'a trouvé que des critiques vivement accentuées, souvent exagérées ou injustes, à moins que, comme j'aime à le croire, elles ne s'adressent qu'à l'organicisme systématiquement exclusif qui a fait son temps. Ne l'oublions pas cependant ; j'ai signalé dans cet exposé des énonciations trop peu explicites pour permettre de préciser l'intention réelle qui les a dictées, et, sauf erreur, je les ai présentées comme des éléments de conciliation entre les deux conceptions opposées, en m'appuyant sur un aveu ainsi formulé : « La question du vitalisme se réduit à une » simple discussion de mots, à une véritable logomachie. »

Vitalisme ou organicisme, telle est la conclusion ultime à laquelle viennent aboutir tous les systèmes en médecine. On s'est trop préoccupé de la pensée que les deux termes de cette conclusion s'excluaient réciproquement ; on n'a pas suffisamment compris que de leur alliance nécessaire découle la saine doctrine médicale ; de là des discussions sans fin comme sans but, toujours stériles et souvent affligeantes. Dès lors, l'indication culminante consiste à réaliser cette alliance dans la science de l'homme ; car, selon la pensée de M. Andral, son économie est un grand tout, indivisible en santé comme en maladie. Sachons donc faire aux organes la part qui leur revient, mais en la subordonnant au fait-principe de la science, c'est-à-dire, en ne perdant jamais de vue que si l'état physiologique offre à considérer des actes vitaux et des actes organiques, il en est de même, dans les actes pathologiques, sans oublier, enfin, que les actions organiques ne constituent point la vie, et qu'au-dessus d'elles il y a la puissance vivifiante qui les régit et les coordonne. Et que l'on ne croie pas que l'alliance et la subordination précitées soient une concession, une théorie spéculative, ou une simple discussion de mots ; bien loin de là, c'est dans ces deux conditions [illegible] que les praticiens instruits et judicieux trouvent leurs plus fécondes ressources; c'est à elles surtout que Récamier a dû ces succès éclatants qui le faisaient considérer comme le médecin des cas désespérés. Ainsi donc, par l'inéluctable logique des faits de l'observation, nous voilà directement conduits à l'éclectisme, qui, compris comme il doit l'être, se confond avec la méthode expérimentale et rationnelle. Ici encore, les faits viendraient en foule ratifier mes assertions; mais, pressé par le temps, limité par l'espace, je ne puis que les effleurer.

Ce serait Broussais admettant une *chimie vivante*, une *puissance créatrice* chargée de l'assimilation, une *puissance vitale* préexistant à la propriété des tissus organiques; Broussais s'inclinant devant le dogme de la *nature médicatrice* et proclamant qu'on ne devient son interprète et son ministre qu'en imitant les procédés qu'elle met en œuvre; Broussais, enfin, déclarant que l'*observation de la vie* vient avant l'anatomie pathologique, dont elle se passe et qu'elle supplée; que les maladies ne sont point constituées par les altérations des organes, mais bien par les phénomènes qui les préparent, c'est-à-dire, par l'action morbide.

Ce serait M. Andral, établissant que l'anatomie pathologique n'est que l'un des nombreux points de vue sous lesquels doit être envisagée la science de l'homme malade; enfin, M. Cruveilher formulant péremptoirement l'existence des lésions purement fonctionnelles.

En ce qui concerne l'éclectisme pratique, ce serait Morgagni donnant par anticipation une grande leçon aux partisans des saignées coup sur coup dans le traitement de la pneumonie. Ce serait encore M. Andral stigmatisant, en pleine Académie, les funestes résultats des saignées dans la fièvre typhoïde, résultats qui l'ont fait *reculer d'épouvante*, et s'étonnant que M. Bouillaud n'ait pas constaté des cas semblables.

Dans une discussion académique, M. Velpeau a dit : « La bonne Médecine n'arrive pas au vitalisme, elle en part. » M. A. Latour, complétant cet axiome, a dit : « La bonne

Médecine ne part pas de l'anatomie pathologique [illegible] arrive. Il est en tout cela une particularité [illegible] signaler : ce sont les organiciens qui tendent [illegible] au vitalisme, tandis que les vitalistes ne font [illegible] gracieuseté à l'organicisme.

L'*essai* sur la constitution de la Médecine est un vaste et remarquable fragment de haute philosophie médicale ; je le déclarerais irréprochable, n'étaient quelques assertions non justifiées par l'observation, et desquelles il semble résulter que tout est pour le mieux avec la meilleure des doctrines possible ; nouvel et péremptoire argument en faveur de l'éclectisme.

Une exposition claire et méthodique, un style dont les qualités et les nuances variées s'adaptent parfaitement aux faits scientifiques ou aux pensées élevées qu'il sert à exprimer, et par lequel se révèlent l'homme au caractère libre et indépendant, le savant avec ses convictions chaudes et profondes, le polémiste et le critique également autorisés, le plus souvent judicieux, parfois animés d'un zèle trop ardent pour les thèses qu'il défend ; voilà ce qui frappe et retient tout d'abord l'attention dans l'ouvrage de M. Auber, envisagé sous le rapport de la forme.

Je passe sur les répétitions que j'ai dû mentionner ; je les signale pourtant à l'auteur ; il jugera de l'opportunité que leur suppression pourrait avoir ultérieurement.

J'ai remarqué aussi, mieux que des réminiscences des travaux antérieurs de notre confrère ; ce n'est pas là un reproche ; heureux, au contraire, l'écrivain assez riche de son propre fonds pour n'emprunter qu'à lui-même, ou pour faire fructifier à gros intérêts les emprunts qu'il fait aux autres.

L'ouvrage est accompagné d'une table analytique, destinée sans doute à faciliter les recherches ; mais elle ne donne que la pagination des divisions principales. Une table alphabétique et analytique en même temps aurait plus sûrement atteint le but.

[illegible] et comme conclusion finale, malgré les re[illegible]es dont j'ai accompagné mon examen, la [illegible]tion de M. Auber contient de nombreux et [illegible]ements, qu'il faut puiser avant tout dans leur [illegible] successif, dans les rapprochements inattendus [illegible] sont accompagnés.

[illegible]ons-le, toutefois, ces enseignements auraient été plus féconds encore, les vérités qui les résument plus largement acceptables si M. Auber se fût mieux inspiré de cette proposition énoncée par M. Littré : « Quand la pensée antique et la pensée moderne se trouvent en contact, elles se fécondent l'une l'autre. »

Toulouse, impr. Ch. Douladoure; Rouget frères et Delahaut, succrs, rue St-Rome, 39.

www.ingramcontent.com/pod-product-compliance
Ingram Content Group UK Ltd.
Pitfield, Milton Keynes, MK11 3LW, UK
UKHW012258240726
13966UKWH00004B/1480

9 782011 326645